病院長・経営層が

コーチングで臨む！

病院コミュニケーション改革

上西 英理子 著

経営書院

はじめに

　救急医療に力を入れているN院長との初めてのコーチングセッションで、N院長は深刻な表情で話し始めました。
　「病床稼働率が低く、赤字が続いています。看護師不足が原因です。地域的には患者さんはいるものの、医師によるパワハラが看護師の離職を招いており、対応が追いついていません。若手看護師のメンタルサポートも課題です。コミュニケーションの問題が経営に直結していて、毎日胃が痛い思いです」
　N院長の言葉は、人と組織が直面する課題を象徴していました。このように院内でパワハラ課題が常態化している状況においては、経営層が確実な手を打つ必要があります。諦めや見て見ぬふりでパワハラが容認されてよい時代ではありません。病院長・経営者が率先して「コミュニケーション改革」を推進し、組織全体の課題解決に向けて行動を起こすべき時です。

　本書は、産労総合研究所『病院羅針盤』に、1年間（2022年4月1日号～2023年3月1日号）にわたり連載した内容に大きく加筆・修正を加え、現在医療現場で重要とされる「コミュニケーション改革」と「パワハラ改善の新戦略」を具体的に解説するものです。コーチング技法を活用した問題解決の方法や実際のエピソードを通じ、深層対話の力とポジティブな課題解決の重要性を1冊にまとめました。

筆者について

　筆者は、株式会社と一般社団法人を経営し、コーチングを通じて病院や企業、官庁、教育機関、さらにはプロ野球球団など、さまざまな組織の課題解決を支援しています。特に、筆者自身が元医院経営者であった経歴から、医療界に対する貢献を生涯の使命としています。ま

た、日本の組織と国民気質に即した組織開発技法として「日本型コーチング®」という独自のアプローチを提唱しています。

本書の背景と目的

　医療現場は、コロナ禍を経て一層複雑な課題に直面しています。看護師不足や世代間の多様な価値観といった時代の課題に加えて、パワハラ課題・職員間の信頼関係の希薄化は職場環境の悪化と経営への深刻な影響を引き起こしています。こうした課題に対し、従来の罰則的対応や一時的な対処では解決は困難です。持続可能な組織改革を実現するには、「職場環境の根本的な見直し」を行い、コミュニケーションを改革する必要があります。

　本書は、筆者がこれまでに実施したコーチング事例を基に、経営に寄与する「コミュニケーション改革」と「パワハラ改善」の具体的な指針を提示した実践ガイドとして、明日から活用できる方法を紹介します。ただし本書で紹介する事例は、筆者の経験した実例をもとに、守秘義務を順守し、状況設定などを慎重に調整し組み立て直したものです。

病院長・経営層へのメッセージ

　本書を通じて病院の経営課題を解決し、組織全体のコミュニケーションを円滑にし、経営力を強化する戦略を得ていただければ幸いです。コミュニケーション改革を通じて職場環境が改善され、組織全体が成長し続ける基盤が築かれることを心から願っています。

　　　　　　　　　　　　　　　　　　　　　　　　　上西英理子

目次

はじめに　*001*

序章　リーダーシップの新動向と
　　　　キーコンセプトの解説　*009*

- 1　コーチングと1 on 1：
　　自律型人材育成とリーダーシップ開発　*012*
- 2　エグゼクティブコーチング：
　　経営力強化と持続的発展　*014*
- 3　心理的安全性：医療安全と治療品質の向上　*016*
- 4　パワーハラスメント：指導と攻撃の境界　*017*

第1章　病院経営新時代：
　　　　　病院長だって泣きたい夜はある　*021*

- 1-1　コーチングで"人"の問題に臨む　*022*
  - 《事例：青い空と白いノートの余白》　*025*
  - 《事例：誰にも話せない話》　*026*
- 1-2　コーチングで病院が変わる　*028*
  - 《事例：病院経営の羅針盤》　*031*
- 1-3　パワハラ改善の出発点　*033*
  - 《事例：覚悟を持った人材育成》　*035*
- 1-4　"人の課題"解決に最も重要な力　*037*
  - 《事例：世界中が敵になっても》　*038*

第 2 章　心理的安全性の組織風土を創る　　041

- 2-1　医療チームの研究に始まる心理的安全性　　042
  - 《事例：プロ野球球団監督コーチ陣／選手育成》　045
  - 《事例：部下から受けるフィードバック》　047
- 2-2　医療安全と生産性向上に寄与　　051
- 2-3　心理的安全性構築の出発点　　054
  - 《事例：医療安全講習会で意識統一》　055
- 2-4　心理的安全性構築のポイント　　058

第 3 章　パワハラ課題の新戦略：
　　　　日本型コーチング®　　063

- 3-1　パワハラで病院存続が危険な時代　　064
- 3-2　何がパワハラを起こさせるのか　　066
- 3-3　パワハラ課題者に受講を勧める伝え方　　068
- 3-4　パワハラ課題者が受講を決断する道のり　　072
- 3-5　連携がパワハラ改善のカギ　　077
  - 《事例：事務長の協力》　077
  - 《事例：看護師長の協力》　078
- 3-6　感情マネジメントとイメージトレーニング　　080
- 3-7　実践ガイド：病院長がパワハラ改善に臨む　　087
- 3-8　コーチングで訴訟回避、苦情激減　　091
  - 《事例：他責思考と論戦弁舌型の人に（1）》　092
  - 《事例：コーチングで訴訟回避》　096
  - 《事例：コーチングで患者さんの苦情激減》　099
- 3-9　パワハラへの具体的なコーチング技法　　102
  - 《事例：他責思考と論戦弁舌型の人に（2）》　104

第4章　病院コミュニケーション改革の構造　　　*111*

- 4-1　コミュニケーション改革の必要性　　　*112*
- 4-2　多様なリーダーシップとコーチング　　　*114*
  - 《事例：人生の打ち上げ花火》　*116*
- 4-3　組織の成功：改革ポイント　　　*119*
  - 《事例：アサーティブ・コミュニケーションで改善》　*120*
  - 《事例：トップのエゴとコーチの反省》　*123*
- 4-4　実践ガイド：コミュニケーション改革13のステップ　　　*127*
  - ステップ（1）病院長へのエグゼクティブコーチング
    《個人形式》　*129*
  - ステップ（2）パワハラ課題者への改善コーチング《個人形式》　*134*
  - ステップ（3）経営層・リーダー層による「病院スローガン」の
    作成と広報　*135*
  - ステップ（4）「心理的安全性の組織構築」講演　*137*
  - ステップ（5）経営層へのエグゼクティブコーチング
    《個人形式》　*137*
  - ステップ（6）病院長・経営層へのグループコーチング
    《グループ形式》　*139*
  - ステップ（7）病院長が体系的にコーチングを学ぶ《個人形式》　*141*
  - ステップ（8）病院長が経営層に、継続的に1on1を実施　*142*
  - ステップ（9）経営層が体系的にコーチングを学ぶ
    《グループ形式》　*143*
  - ステップ（10）経営層がリーダー層に、継続的に1on1を実施　*144*
  - ステップ（11）課題のあるチームへのグループコーチング　*145*
  - ステップ（12）看護部へのコーチング研修　*147*
  - ステップ（13）研修医にコーチングコミュニケーション教育の導入
    　149
  - コミュニケーション改革13のステップの効果　*151*

4-5　改革事例：コーチングで病院が変わった！ ……………… 152
　　　《事例：13ステップ中、10ステップ推進の病院》　152
　　　《事例：13ステップ中、3ステップ推進の病院》　154

第5章　1 on 1の基本：
働き方改革・世代間ギャップ …… 157

5-1　働き方改革の現状と課題 ……………………………… 158
5-2　Z世代と昭和親父のギャップと橋渡し ……………… 165
　　　《事例：ワーキングママが変化した質問》　168
5-3　実践ガイド：効果的な1 on 1の基本 ………………… 170
　　　《事例：高齢者がネガティブからポジティブへ》　179

第6章　パワハラ改善とウェルビーイング経営
……………………………………………………………… 183

6-1　ウェルビーイング経営の重要性 ……………………… 184
　　　《事例：悲観は気分、楽観は意志》　188
6-2　利他シンドロームと、セルフマネジメント ………… 191
　　　《事例：自分を励ますアプローチ》　192
6-3　経営層の覚悟と孤独に ………………………………… 196
　　　《事例：マネジメントへの覚悟の天秤》　196
　　　《事例：完璧主義がもたらした孤独》　198
6-4　パワハラ犠牲者へのメンタルサポート ……………… 201
　　　《事例：「死にたいんです」と青い付箋》　202
　　　《事例：鬱症状からの再生の道のり》　206

第7章　選ばれる病院への改革 ……………… 211

- 7-1　患者さんに選ばれる病院 ……………………………… 212
- 7-2　職員と研修医に選ばれる病院 ………………………… 216
- 7-3　患者さんに選ばれる医師像 …………………………… 219
- 7-4　なぜここで働くのか …………………………………… 222

第8章　病院だって明けない夜はない
………………………………………………………………………… 225

- 8-1　病院のイノベーションとコミュニケーション ……… 226
- 8-2　暗黙知と形式知が生む医療の革新 …………………… 227
  - 《事例：未来を拓く、声の絆と夜明け》　　228
- 8-3　病院の夜明け …………………………………………… 231

おわりに　　233

序章

リーダーシップの新動向と
キーコンセプトの解説

序章では、ATD（Association for Talent Development) International Conference and Exposition: 国際大会（学習と開発の最新トレンドを把握する年に一度の絶好の機会）における「リーダーシップの新動向」と、本書を読まれるにあたっての「基本となるキーコンセプトの定義」を行います。

　言葉の意味を統一し、全体で共有することは組織内コミュニケーションにおいても非常に重要です。「わかっているはず」という自分の当たり前や思い込みが、意味の不一致や誤解、コミュニケーションエラーを招く原因となるからです。

リーダーシップの新動向：「コーチを受ける」能力

　ATD2023年大会では、リーダーシップとマネジメント開発のセッションにおいて、初めて「コーチアビリティ（コーチを受ける能力）」という概念が取り上げられました。この概念の導入は、リーダーシップ開発で著名なゼンガー・フォークマン社によるもので、彼らは膨大な360度評価データとインタビューを基に、リーダーシップの成功のカギが「コーチを受ける能力」にあることを明らかにしました。

　アメリカではコーチングが普及していますが、リーダーシップの成否を左右するのは、コーチを受ける側のスキルにあるという新しい視点が注目されています。セッションでは、リーダーシップの効果と「コーチを受ける能力」との間に強い相関関係を示すデータが多数提示されました。それによると、優れたリーダーは、他人からのフィードバックに価値を置き、それを積極的に求め、内省し、行動するという学習習慣を常に持っていることが確認されました。

　さらに、フォークマン社の研究では、コーチを受ける能力は組織階層の上位（エグゼクティブ層）に行くに従って低下することが明らかになっています。これはヒュブリス（傲慢）症候群と呼ばれる現象で、権力のある立場にある人が自分と自分の能力を過大評価するよう

になるためです。その結果、過剰な自信、自己イメージへの執着、耳の痛いフィードバックを聴き入れないなど、裸の王様状態になってしまう危うさを含んでいます。

　人は自分の背中は見えません。自ら積極的にフィードバックを受け止める力は現代のリーダーシップに欠かせない重要な資質です。この力を養うことで、リーダーはより客観的な視点を持ち、常に成長を続けるリーダーとして、組織全体の改革を力強く推進し、組織の成功と持続的な発展に貢献できるのです。

リーダーシップの最前線

　ATD2024年国際大会[1]（2024年5月19〜22日開催）では、300を超えるセッションでリーダーシップについての活発な論議が交わされました。ATDのウェブサイトによると、「フィードバック文化の醸成」「強みを生かして先頭に立つ変革」「組織文化をつくるリーダーシップ」「心理的安全性の重要性」「ストーリーテリングのリーダーシップ」「生産性の向上とストレスの軽減」「リーダーの影響力」などがテーマとして取り上げられており、まさに本書で示すリーダーシップの在り方の最前線といえます。

　また、World Economic ForumのFuture of Jobs 2023レポート[2]によると、2024年に重要とされるリーダーシップスキルは「EQ（心の知能指数）」であると述べられています。心の知能指数のスキルを身につけるためには、「生涯学習」「レジリエンス（回復力）」「自己認識」「共感」「チームワークのスキル」を向上させることが重要であるとされています。これも本書で述べるリーダーシップの考え方と一致しています。

1）https://atdconference.td.org/
2）https://www3.weforum.org/docs/WEF_Future_of_Jobs_2023.pdf

組織全体の「システマティック」な改革

　組織風土改革のコーチングの中で最も大きな価値をもたらすものは、病院長と経営層全員を対象にした全組織的なコーチングであると確信しています。組織改革を加速し、持続させるには「システマティック」な形での変革が重要です。

コーチングと1on1：
自律型人材育成とリーダーシップ開発

コーチングの定義

　コーチングはさまざまに定義されていますが、本書では以下のように定義します。
　コーチングとは、コーチ（上司・医療者）とクライアント（部下・患者）との対話により、目標達成の力をクライアントが自ら見いだす支援の手法です（図表1）。

1on1とは何か

　1on1とは、上司と部下が1対1で定期的に行うコーチング技法を使った面談のことです。1on1では、関係性の向上と自律的成長の支援を目的とした部下主体の本音の対話が交わされます。
　現代の現場での誤解は、1on1という言葉が一人歩きをして、1対1で行う面談はすべて1on1と思われていたり、上司主体で話す面談が1on1と思われていることです。コーチングを使った部下主体の面談であることが重要です。

序章　リーダーシップの新動向とキーコンセプトの解説

コーチングとは？
➤ コーチ（上司・医療者）とクライアント（部下・患者）との対話により、目標達成の力を、クライアント（部下・患者）が**自ら見いだす**支援の手法

※コーチとは「馬車」が語源
大切な人を最短、最善の方法で目的地まで送り届ける

多様な価値観の時代。打たれ弱さの問題も含めて
従来の指導方法だけでは、若手の育成が困難
自律型人材育成法であるコーチングが、急速に求められている

1on1とは？
➤ 上司と部下が1対1で定期的に行う、コーチング技法を使った面談
➤ 関係性向上と自律的成長の支援を目的とした、部下主体の本音の対話

図表１　コーチングと１on１の定義

コーチングの２つの意味

「コーチング」という言葉は２つの意味で使われています。両方存在するために、時にわかりにくく感じてしまう面があります。図表２を見てください。

①コーチングという手法を活かす

コーチングとは、「自律型人材育成によるマネジメント手法」であり、「人間関係を円滑にするコミュニケーション手法」です。ティーチングは教え・教育する一方向の指導法ですが、コーチングは共に考え、支援する双方向のものです。

②コーチングを受ける

コーチがコーチング手法を使って、経営力強化やリーダーシップ開発など、「人や組織の目標」に向かって支援をする深層対話の時間を「コーチングを受ける」という言い方をします。

013

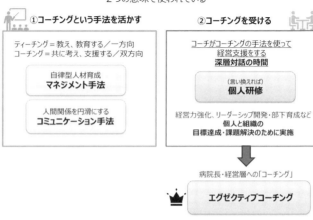

図表2　コーチングの2つの意味

コーチングのプロセス

　コーチングは、コーチとクライアントが双方向の対話を重ねることを通じて、クライアントが目標達成に必要なスキルや知識、思考法や心の持ち方を備えて行動することを支援するプロセスです。

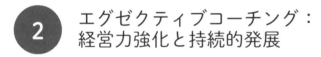

エグゼクティブコーチング：
経営力強化と持続的発展

エグゼクティブコーチングの定義

　エグゼクティブコーチングについてはさまざまな定義がありますが、本書では以下のように定義します。
　エグゼクティブコーチングとは、クライアント（病院長・経営層）とコーチとの、クライアント主体の対話を通じてクライアントが自ら

内省し、経営力強化および集団的経営力強化の在り方や方法を自ら見いだすリーダーシップ開発の支援手法です。また、これにより、持続的な組織の発展と職員の幸福に寄与することを目的としています。

コーチングのアプローチと安心感

　エグゼクティブコーチングは、人を尊重し、人を大切にする在り方とも表現できます。コーチングを受け、学び、その技術を身につけた病院長は、職員一人ひとりとの対話に新たな深みを加えることができます。この対話を通じて職員は自分の考えや感情を自由に表現できるようになり、結果として職場内での信頼関係が強化されます。

　また、病院長は常に孤独や葛藤の中にあり、トップシークレットの難しい意思決定をしなければなりません。コーチは、病院長・経営層が自ら内省し、必要な改革を見いだす支援を丁寧に行います。外部の心強い相談相手として、経営参謀として安心感を提供し、改革を推進するサポートをします。

プロフェッショナルな支援と費用対効果

　コーチの中でも病院長や経営層に対するコーチングを行うエグゼクティブコーチは、経営や事業マネジメントの長年の経験、理論に基づく豊富な実績、心理学やMBAなど多岐にわたる学習、そして深い人生経験に基づく人間力を備えている人材であることが重要です。

　エグゼクティブコーチは、費用に見合った成果をしっかりと出すことを念頭に置いたプロフェッショナルな病院長や経営層の伴走者です。一方的な経営手法を押し付けるのではなく、病院長や経営層が自身のリーダーシップや効果的な経営手法を見いだし、確固たるものにする支援をします。これにより、病院長や経営層はリーダーシップを発揮し、組織全体のパフォーマンスを向上させることができます。

015

組織変革への道

エグゼクティブコーチングを通じて、病院長や経営層は自己の強みや価値観を認識し、組織と自身の課題を客観的に理解します。そして、改善への道を模索し、その過程で得られるさまざまな気づきや学びを経て洞察を深めます。

また、組織のトップは圧倒的に周りからフィードバックをもらう機会が少なく、軌道修正の機会を逸しがちです。このため、コーチから定期的にフィードバックを受けることが非常に重要になります。このプロセスにより、病院長と経営層は持続的な組織の発展と職員の幸福に貢献し、病院全体を改革し、より良い組織風土を築き上げることができます。

3 心理的安全性：医療安全と治療品質の向上

心理的安全性の定義

心理的安全性は、ハーバード・ビジネス・スクールのエイミー・C・エドモンドソン教授によって提唱された概念で、「チームメンバーがリスクを恐れずに意見や疑問を表現できる環境」[3] と定義されます。エドモンドソン教授はこれを「チームの皆が気兼ねなく意見を述べられ、自分らしくいられる文化」[4] とも表現しており、特に医療チームにおいて研究がなされていることで有名です。

この概念は、医療現場において非常に重要で、特にリーダーが積極

---

3) Edmondson, A. (2018). The Fearless Organization: Creating Psychological Safety in the Workplace for Learning, Innovation, and Growth.
4) 引用：エイミー・C・エドモンドソン (2021)『恐れのない組織』(野津智子訳、英治出版). p.14-15.

的に創出すべき環境です。心理的安全性が確立された職場では、スタッフは自分が無知や無能、邪魔、あるいはネガティブに評価されることへの不安にとらわれず、重要な情報を共有し、疑問を自由に提起できます。これにより医療現場のコミュニケーション障壁が取り除かれ、率直な対話が促進されます。結果として、チームは協力し合い、患者さんの安全と治療品質の向上につながる高い成果を生むことができます。

　このように心理的安全性は、単なる問題解決の手段ではなく、効果的な職場環境を支える土台として機能します。ただし、「失敗しても責任を問われることはない」という安易な発想になることは本意ではなく、それは避けなければなりません。

心理的安全性が重要な理由と研究

　心理的安全性が重要な理由は、エンゲージメントとやる気の向上、より良い意思決定、継続的な学習と改善の文化の育成にあります。一方、心理的安全性が不足していると医療安全が脅かされ、メンタルヘルス不調を起こす離職をまねき、ウェルビーイングや組織全体のパフォーマンスに悪影響を及ぼすことが研究で明らかにされています。

パワーハラスメント：指導と攻撃の境界

パワーハラスメントの定義

　2022年4月に全面施行された労働施策総合推進法により、病院も規模に関わらずパワーハラスメント（以下、パワハラ）の防止策を講じることが義務付けられました。パワハラ対策を進める上で必要なのは、まずパワハラの明確な定義です。

改正法では、パワハラを「職場内において行われる優越的な関係を背景とした言動であって、業務上必要かつ相当な範囲を超えたものにより、その雇用する労働者の就業環境が害されること」[5]と定義されています。

パワハラの6類型

厚生労働省は、典型的なパワハラを、身体的な攻撃・精神的な攻撃・人間関係からの切り離し・過大な要求・過小な要求・個の侵害という6類型で示しています。特に医療現場では、指導と精神的攻撃の境界が曖昧なため大きな課題です。

現場の声：50代医師・教育研修部長へのインタビュー

「私たちが研修医だったころは、パワハラなどという言葉はなく、厳しい指導や理不尽な要求は当たり前でした。ですからそれをパワハラなどと思うこともなく、ただただ毎日必死でした。しかし今は働き方改革も加わり、早く帰りなさいと優しく指導することが求められます。医療の質の低下を招かぬように、指導者側も適切な育成法などを勉強していかなければならないと痛感しています。指導が強い口調になると、受け取り方次第でパワハラと思われかねません。人命を預かる現場では多少の厳しい指導も必要ですし、プロフェッショナリズムの教育も大切だと私は考えています。しかし、今は逆にパワハラや働き方改革を盾にして権利ばかりを主張してくる若手もいますので、育成に苦労しているというのが実態です。また、成長意欲のある若手にとっては、甘すぎる指導では『この病院では自分が成長できない』と

5）厚生労働省　雇用環境・均等局「パワーハラスメントの定義」
　　https://www.mhlw.go.jp/content/11909500/000366276.pdf

感じて離職に至ることもあり、そのあんばいが大変難しいです」と、気持ちを吐露してくれました。

　指導する側も指導を受ける側も、それぞれが萎縮したり不当な扱いを受けることなく、また、迎合したり遠慮するのではなく、適切なコミュニケーションができる体制の構築、コミュニケーション改革が急務です。

第1章

病院経営新時代：
病院長だって泣きたい夜はある

1-1 コーチングで"人"の問題に臨む

噴出している病院課題に

多様性の時代と言われて久しいですが、コロナ禍は個々が自分の生き方や働き方の価値観を見直す機会となり、その価値観をより鮮明に浮かび上がらせました。もちろん、多様性の時代は素晴らしい面をもたらします。しかし一方で、価値観のギャップによる摩擦や互いの違いを寛容に受け容れる難しさが、心の荒れた事象へと転じて頻繁に見られるようになっています。

病院においてはパワハラ、コミュニケーション不足、心理的安全性の欠如、働き方改革、医療安全の問題、人員不足、メンタルヘルスの課題など、さまざまな問題として噴出しています。まさに「院長だって、泣きたい夜がある」のです。

トップから始めてシステマティックに全体へ

今こそ、それらの人の問題を解決していくために、経営層は「人の心、組織の心」に対峙し、タスクマネジメントだけでなくピープルマネジメントを重視し、「リーダーシップを開発し、経営力の強化」を図る必要があります。

そこで本書で提案するのは、これまであまり実践されてこなかったコミュニケーション改革を病院長・経営層のリーダーシップ開発から始めて、システマティックに病院全体に広げていく方法です。この改革は、病院長と経営層へのエグゼクティブコーチングの導入に始まります。特に、病院長がコーチングを通じて思考を柔軟にし、ポジティブにリーダーシップを発揮することが病院の組織風土を変えるカギとなります。

病院長や経営層がコーチングを通じて自らの内面と向き合い、コーチとの対話により新たな思考を拓く時間を持つ。この体験は回を重ねるごとに心を前向きに軽やかにし、思考が整理され、行動が促進されていきます。この改革は、単にリーダー個人の成長にとどまらず、組織全体の未来を形作る重要な役割を果たします。また、本書では病院経営の大きな課題である「パワハラ課題者の改善」をコーチング手法で行う新戦略を提案します。

病院長は日々常に対峙しています。さまざまな経営課題や講じるべき対策、それに伴う毎日の意思決定。そこには孤独や葛藤、重責によるストレスも同時に抱えることでしょう。

エグゼクティブコーチングの時間は一種の「解放」です。多忙な環境から感情や悩みを解き放ち、思考をしなやかにする重要な時間です。人は自分一人では、感情を抑え込んだり最善策への思考や行動が遅れたりすることもあり、結果的に組織全体に悪影響を及ぼすことがあります。コーチングは、こうした負のサイクルを解消し、柔軟な思考をもたらします。

コーチは病院長・経営層に対して守秘義務に守られた安全で信頼できる空間を提供し、彼らが率直に本音を表現できる場を創り出します。その場で自己の強みや価値観を認識し、組織と自身の課題を客観的に理解し、具体的な改善策を見いだす道を模索し、それをコーチが支援します。

また、その価値は単なる問題解決だけにとどまりません。病院長や経営層がその時間に得た知見と経験を職員と共有することによって、変化への取り組みが上層部の指示だけでなく、職員全員の参加と協力によるものであることを示します。全員が改革のプロセスに関与し、組織文化の改善と発展に貢献できます。病院長・経営層自身の成長の促進が、組織全体の健全な発展へと進化していくのです（図表3）。

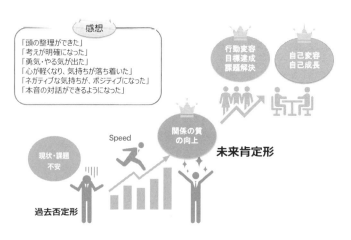

図表３　コーチングを取り入れる効果

頭と心を拓くことが課題解決への道

　病院長・経営層が素直に感じ、考え、表現することで、他のメンバーも同様にオープンコミュニケーションが活発になります。これが組織全体の透明性や信頼感の向上につながり、心理的安全性の組織風土の構築となり、持続可能な成功につながるのです。

　このようにして病院長と経営層が率先して示す改革の姿勢は、病院全体の組織文化改革への道を拓きます。これは、病院が直面するパワハラ問題の解決だけでなく、より広い意味で職員が支え合い、成長し合える健全な職場環境の創出に寄与するのです。そのカギとなるものが、頭と心を拓く「本音の対話、解放の時間」なのです。

《事例：青い空と白いノートの余白》
私立総合病院　A院長　50代（男性）

次々と頭を悩ませる課題

　経営課題の噴出で疲弊をため込んだ地方の総合病院50代院長の事例です。人員不足やパワハラ医師の問題など、次々と頭を悩ませる課題で八方ふさがり。A院長はなんとか気持ちを切り替えて解決策をと思うのですが、思えば思うだけ頭も心も整理がつかず、ネガティブな要素にばかり目が行っていました。そんな時にA院長は友人から「コーチをつけて相談にのってもらってはどうですか？」とアドバイスされ、筆者はA院長に会いに出向きました。

　ホテルラウンジの窓から見える青い空。A院長は、その空の壮大な美しさに目を向けることもなく、イスに腰かけた途端に勢い込んで話し始め、現状の悩みを話し続けました。

　具体的な解決策を早急に考えることは大切です。しかし今、A院長に何よりも必要なことは、心の余白、解放でした。

頭と心が解放される機会を創る

筆　者：3週間に一度のセッションですが、よろしければ次回は東京に出て来られませんか？
A院長：え？　東京に、ですか？
筆　者：はい、院長が東京に来られて行うセッションで、「解放される時間と環境を創る」というのが、課題への解決策や新しいアイデアを生み出すのによいと思うのです。東京に来て、セッション以外の時間に一人で見たいものを見たり、食べたいものを食べたり、自由な環境と時間をあえて創る。自分を変えるには3つの方法があると言いますよね。時間配分を変える、住む場所を変える、付き合う人を変える。使う時間と場所に変化をつけて、頭と心が解放される機会を創るのです。それが、今は最も必要なことであると思います。

　A院長は、初めて目を青い空に向けて、深い呼吸をして言いました。

A 院長：解放か。確かにそうですね。がんじがらめの毎日で苦しいです。東京に行きます。新幹線で行ってホテルに泊まって。そうだな、行きたい博物展が東京で開催されているんでした。

　A 院長がセッション用にと自身で用意していたノートに書かれた文字は、たった一語、「解放」。ノートの白い余白の意味するものが、これからの院長の進化への期待を表していました。

コーチングポイント

　コーチングは感情と思考を扱います。なぜなら、「より良い感情と思考が、より良い行動を生む」という脳の仕組みがあるからです。人は、ネガティブなことでがんじがらめになってしまうと、感情も思考もますます凝り固まってしまいます。また、勤勉で誠実であるために、休むことを怠けることと捉え、体にも心にも疲労をため込み、頭も心も柔軟性を失ってしまうことがあります。

　コーチは、このように感情や思考が膠着した状態に風穴を開け、空気が通りやすくなる場を創ります。A 院長の場合、まったく違う土地に出向くことが解放となり、感情と思考をより良いものへと変化させました。

　「環境を創出すること」は非常に大切です。筆者はできる限りコーチングセッションの場を選ぶ際に、窓のある場所を選んでいます。空が見える大きな窓、樹々の緑が見える窓、歩いている人が遠くから俯瞰できる窓などがもたらす効果は大きく、環境は重要なツールとなります。

《事例：誰にも話せない話》
私立総合病院　B 医師　40代（女性）

誰もが好感を持つ人柄と、違和感

　B 医師は自らコーチングを受けたいと、個人的に契約をしました。1 回

90分のコーチングセッションの初回。彼女は非常に爽やかで、誠実かつ謙虚に自身の仕事の状況や成功事例、円滑な人間関係について語りました。彼女の話は一貫して問題がなく、プロフェッショナリズムと優秀さが際立っていましたし、笑顔をたやさぬその態度は誰もが好感を持つ人柄を感じさせました。彼女は明確な目標を持ち、自己研鑽の意欲も高く、会話は60分間完璧な内容で進みました。

しかし、その彼女の完璧さには何か「違和感」がありました。

コーチングの真のはじまり

筆　者：あなたは素晴らしいプロフェッショナリズムを持ち、毎日本当に頑張っておられるのですね。今日は残り30分となりました。私にはあなたを誘導して何かを引き出そうという意図はまったくありません。ですが、あなたは自ら料金も払われて今日ここに来られました。残り30分をどう使うかはあなたの自由です。あえてお尋ねさせてください。残りの時間を、「誰にも話せる話」がしたいですか？「誰にも話せない話」がしたいですか？

彼女の肩が震え、絞り出すような声に変わりました。

B医師：本音を話すために来たのに。何をカッコつけているんでしょうね。私は、誰にも話せない話をしたいのです。

笑顔と共に、コーチングの真の始まりでした。

コーチングポイント

コーチングは、論理と感性の両方で臨むものです。医療の世界も同様と思いますし、プロの世界は何事もその両方がそろって初めて成り立ちます。その中でも違和感は非常に重要です。

この事例では、コーチが感じた違和感が彼女の心を深層対話へと進めるきっかけとなり、真のコーチングへと軌道修正することができました。違和感は、論理や理屈では説明できない感覚やセンスの領域ですが、「何かが違う」と感じ取ることができる五感や感性を日常生活の中で磨くことが大切です。

1-2 コーチングで病院が変わる

病院が直面する課題

　コーチングの需要が高まる背景として、パワハラ防止や心理的安全性の重要性が増している現代の医療環境の変化があります。これにより、コーチングの役割が病院経営においても重要視されています。病院が直面する主な課題には以下のものがあります。
① 財務的課題：病院の収益性とコストを最適化する。
② 人材不足：専門医や看護師などの医療専門職を確保・維持する。
③ 職場の士気：従業員のモチベーションを向上させ、働きがいを提供する。
④ 患者満足度：サービスの品質を高め、患者ケアの質を向上させる。
⑤ 医療安全：インシデントを共有し医療過誤を未然に防止して、品質基準値を維持向上させる。

コーチングの構造

　上記の課題解決にコーチングを使って臨むために、まずコーチングの構造を解説します。
　人は自分の頭の中で（図表4）考えているだけでは整理がつかないこともあります。コーチングは、自分が話して聴いてもらうという双方向のコミュニケーションの対話によって、自分の考えに気づいていく構造です。コーチングではこれを、医学用語の自己分泌を指す「オートクライン」と表現します。
　コーチングには、傾聴・承認・質問・フィードバックなど100以上のスキルがありますが、このスキルや思考法を使った対話によってオートクラインが起き、新たな思考回路が拓き、感情と思考の整理が

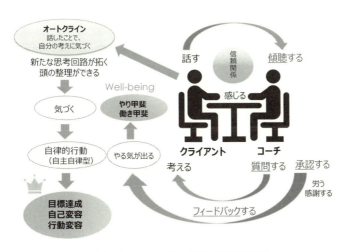

図表4　コーチングの対話の構造

でき、それが自律的行動となってさまざまな課題解決の道をたどっていくのです。

　特にコーチングは、人間関係を中心とする「人」の問題解決に有効です。組織のコミュニケーションを改善し、職場の雰囲気を良くすることは、地域社会や患者さん、職員それぞれに影響し、「選ばれる病院」を作る上で不可欠です。

組織風土・雰囲気を人は感じ取る

　『星の王子様』に出てくるキツネも「大切なものは目に見えない」[6]と言っています。組織風土や職場の雰囲気という目に見えないものほど重要であり、その影響は侮れません。

　病院の持続可能な発展と未来を創造するために、コーチングの技術を積極的に導入し、その効果を最大化することが求められています。

---

6) アントワーヌ・ド・サン＝テグジュペリ『星の王子様』訳：山下肇男．新潮社．2000年．p.52.

コーチングが重要視される理由は、それが組織内のコミュニケーションを促進し、個々の職員の潜在能力が拓くからです。特に、パワハラの防止と改善、心理的安全性の確保においては、コーチングが提供する対話の技術や相互理解と尊重の促進が非常に効果的です。

率先垂範で病院長や経営層がリーダーシップを発揮して、コーチングの技術を習得し、それを実践することで職場内の信頼関係が深まり、より健全な組織文化が育まれます。

また、医療界におけるコーチングの役割は、単に個人の成長やチームワークの向上にとどまりません。それは組織全体のビジョンと戦略の明確化、そしてその実現へ向けた行動の促進にも寄与します。コーチングを通じて、経営層や医療スタッフが共通の目標に向かって努力することで、病院は高い医療サービスの提供と社会的責任の達成の両立を実現できるのです。

ダメ出し文化から労いの風土へ

さまざまな組織を訪れる中で、非常に残念に思うことがあります。時には悲しくなることもあります。それは、あまりにも組織内に「ダメ出し」の文化が横行していることです。もちろん、ビジネスの世界はどんな局面においても真剣で厳しいものです。しかし、「あれがダメ、ここがダメ」とばかり経営層やリーダー層から言われ続けたとしたら、やる気や自己肯定感、幸福感は上がるでしょうか。

「労い」「労う」という言葉を辞書で引いてみてください。『広辞苑』（岩波書店）によると、
・労い＝ねぎらうこと。相手の努力に対して謝意を表すこと
・労う＝ほねおりを慰める。労を謝する

相手の努力やほねおりに対して、「感謝の心」を持つということですが、それが組織風土として浸透している組織がどれほどあるでしょうか。

そして、「労い」「労う」のページの少し先に「労ぐ（ねぐ）」という言葉があります。
・労ぐ＝神などの心を安めやわらげる
労をねぎらうことは、神の心にも通じると考えてよいのではないでしょうか。ぜひダメ出しの文化を脱却し、「労いの風土」の構築に力を注ぐべきでしょう。

《事例：病院経営の羅針盤》
私立総合病院　Ｃ院長　50代（男性）

シンプルなスローガンに始まった改革

　サポーティブで共感性の高い人柄のＣ院長は、優しく心豊かな人間性と静かな知性と、客観的で冷静な視点を併せ持つリーダーです。
　また、謙虚で控えめな性格で、大きなビジョンを声高に発信するタイプではありません。コロナ禍の陣頭指揮をはじめ、目の前の諸問題に粉骨砕身で取り組んでいました。
　初回のコーチングセッションで、他の病院のシンプルでわかりやすいスローガンの作成事例を紹介しました。これに触発され、Ｃ院長はコーチングの質問に答える形で、「こんな病院を創りたい」「こんな面を改善していきたい」という思いを、自分らしい言葉で言語化していきました。そして、その時に決まったスローガンはＣ院長にとって、病院改革のイメージを明確にする最初の一歩となりました。
　Ｃ院長は、常に立ち戻る言葉を生み出したことで、さらに発展したビジョンを形成し、これが改革の柱となりました。Ｃ院長は照れくさそうに優しく笑いました。
Ｃ院長：コーチングのおかげで、この私がビジョンを描けて進めています。ずっとそういうことから逃げてきたのに（笑）。ビジョンは、病院経営の羅針盤ですね。院長にとって中心、まず進むべき方向が見えたら迷っ

031

ていましたが、イメージを自分の言葉にしたことで、はっきりと方向性が定まり、羅針盤を手に、力強い気持ちで進めています。

コーチングポイント

　経営においても、コーチングにおいても、「ビジョンを描く」ことは非常に重要です。

　ビジョンとは、組織や個人が将来に向けて達成したいと願う理想像や目標を指す言葉です。具体的には、長期的な観点から見た目的や方向性を明確に示すものであり、行動や意思決定の指針となります。

　単なる目標設定ではなく、組織や個人が存在する理由や価値観を反映し、未来に向けた大きな夢や希望を描くものです。これにより、関係者全員が共有する未来像を持ち、その実現に向けて一体感を持って行動することが可能になります。「ビジョンとは、未来の理想像を描き、その実現に向けて進むための羅針盤である」と言えます。

　コーチングでビジョンを描くセッションを行ったことで、C院長の病院経営は力強く歩み始めました。病院長や経営層は、煩雑な日々に追われる中で業務の遂行や課題解決に奔走しがちですが、羅針盤のない航海は不安定なものです。

　コーチングの時間は、緊急ではない重要事項を考え、言葉にして胸に刻むための時間です。病院長や経営層へのコーチングでは、必ず「ビジョンを描く」セッションを行いますが、これは病院経営において非常に重要な要素です。

1-3 パワハラ改善の出発点

医療界の切実な問題に

　コーチングの真価は、個人のスキル向上だけでなく、組織全体の文化と構造を根本から変える力にもあります。この3節では、コーチングがどのようにして具体的な対話技術から組織文化の改革へと導くのか、その出発点を提示します。特に、医療界において切実な問題となっているパワハラ対策と心理的安全性の向上に焦点を当てます。コーチングの基礎にあるのは、「相手を深く理解し、その潜在能力を最大限に拓くための対話」です。

パワハラ改善にはコーチングが解決への道

　パワハラ問題への効果的な対策として、コーチングは特に重要な役割を果たします。病院でもハラスメント集合研修はよく導入されていますが、多忙な医師の参加は極めて少なく、特にパワハラ課題者本人が参加しないことにどこの病院も頭を痛めており、改善策になっていないのが現実です。なぜ、パワハラの改善にコーチングという手法を使って成果を出しているのかについては第3章で詳しく述べますが、集合研修ではなく「コーチングによる個人研修」の形が解決への道であるということを、ここで強調しておきます。

　個人研修がパワハラ改善に効果的な理由は、パワハラ課題者が自分の行動をパワハラだと認識していない場合が多いためです。彼らはしばしば、問題が相手にあると考えがちです。人はそれぞれ性格や背景や大切にする信念が異なるため、ただ集団で一律に「パワハラをやってはいけない、この行為はパワハラです」と言われても納得できず、反発しがちです。

その点、コーチングは「やってはいけない」と強制するのではなく、自ら気づき、自己変革が起きるアプローチです。人は基本的に、誰かに指示命令されたことを嫌がりますが、自分で気づいたことや自分が「やろう、変わろう」と思ったことには積極的に取り組むものです。そして、気づくポイントも意識が変わるプロセスも個人個人で違います。この心理を応用することによって、コーチングによる個人研修がパワハラ改善への道を拓くのです。
　伝統的な集合研修に代わる個別のコーチングセッションは安心感を醸成し、深い理解と対話によって具体的な行動変容を促し、パワハラ課題者自身が自らの行動を省みる機会を提供します。

断罪するだけでは改善には至らない

　コーチングの核心は、人の行動を過去否定形で捉えるものではなく、評価・ジャッジするものでもなく、相手の無限の可能性を信じ、成長と未来を信じ切る支援であることです。「信じ切る」と表現するほどの相互尊重と支援によって、パワハラ課題者は心を拓き、本音で語り合える関係性を構築します。パワハラ行為の背後には、さまざまな背景や心の闇など、「その人にとっての真実」があります。
　パワハラは断罪するだけでは改善には至りません。コーチングによる深いまなざしと徹底した支援が大きなカギとなることを、パワハラ改善の出発点として心にとめておいてください。

《事例：覚悟を持った人材育成》
私立総合病院　D副院長　50代（女性）

課題者・犠牲者の両者の話を傾聴

　エグゼクティブコーチングを受け、コーチングマネジメントを継続的に学んでいる私立総合病院のD副院長の事例です。

　D副院長は、特定のスタッフに対してパワハラ言動が問題となっている医師に対し、コーチングアプローチで面談を続けてきました。法的な問題については弁護士に、面談アプローチについては筆者に相談しながら、段階的に問題に対処していきました。彼女は、パワハラ課題者と、パワハラで傷ついた側の両者それぞれの話を丁寧に傾聴し、「それぞれの人生が良い方向に向くように」という観点から話をして力を尽くしました。

自分の倫理観や正義感との葛藤

　単にパワハラ言動を責めるだけでは真実が見えなくなります。また、誰もが自分の倫理観や正義感があり、当然、D副院長自身も自分の心との葛藤がありました。彼女は「勇気ある毅然とした態度と、温かな育成心の指導」に徹しました。公平感と客観性を保つために、面談前にはコーチングセッションで筆者とロールプレイをして的確な質問を準備し、事前に頭の中でシミュレーションを行って、決して声を荒げることなく冷静に接することを実践しました。

覚悟を持った人材育成

　D副院長が、自身の葛藤を抱きつつもこの課題に向き合っていることを本音で語り、育成側の覚悟として双方の成長と人生を思って表現したことは、パワハラ課題者の胸に深く届いたようでした。最初は嘘をついて言い逃れをしていましたが、正直に非を認めて深く反省し、最終的に謝罪をされるまでに展開しました。その後の人生を見守る事やはかないかもしれませんが、D副院長の覚悟を持った人材育成が、相手の人生の大きなエポックになったことは間違いありません。

コーチングポイント

　コーチングの時間は、肚(はら)をくくる時間です。これは、覚悟を決める時間、確信に変える時間とも言い換えられます。

　自分一人で「この決断で間違いない」と思っていても、迷いが生じるのが人間です。コーチとの対話を通じて自分の思いを語り、方向性を確認し、それが確信に変わって肚をくくったとき、決断も行動も言葉も、いっそう力を帯びます。その言葉はメッセージ性を持ち、非常に魅力的なリーダーシップとして相手に映ります。

　D副院長の覚悟を持った人材育成は、コーチングの時間での入念な準備によって生まれました。何事も準備は重要です。

1-4 "人の課題"解決に最も重要な力

承認の力

　ここで、コーチングの最大の力と言える「承認」について触れておきましょう。コーチングには100以上のスキルがありますが、もしたった一つと言われれば、筆者は間違いなく「承認」に勝るものなしと答えます。承認（Acknowledgment）とは、相手を尊重して認める行為です。

　コーチングでは承認を、
①存在承認（相手の存在に気づき、認識していることを示す）
②成長承認（相手の変化や成長を、認め伝える）
③成果承認（具体的な成果を、認め伝える）
の3つの視点から行います。承認は、人のモチベーションを高め、自己成長および自己変革を促進する、やる気の源泉です。

　本書のテーマの一つであるパワハラについても、承認の力が大きなきっかけとなります。パワハラについては第3章で詳しく述べますが、この節ではまず、「"人の課題"の解決には、承認の力が最も重要である」ことを念頭に置いてほしいと思います。

肯定的な大きな揺らぎ

　パワハラ課題者にも、その行為に至る何かの理由があります。その理由に行きつくためには、ただ否定し警告し懲罰を下すだけでは真の解決には至らず、行為はまた繰り返されてしまいます。課題者の心の奥底に「肯定的な大きな揺らぎ」が起きることが改善への第1歩であり、それを生み出すのが承認です。

　筆者はどんな人にコーチングをする時も、心がけていることがあり

ます。それは、その人が世界中の誰にも言われたことがないような承認の言葉を伝えることです。大げさに聞こえるかもしれませんが、それを「世界でたった一つの承認」として自分の中で常に意識し、そのたった一つを見つけ出す思いで相手の話を深く聴き、見つめ、見いだして、思い切り伝えています。誰にでも言われるような褒め言葉であれば、人は心が大きく動くことはありません。心を動かそうとする邪心を持たず、ただ一心に傾聴する。そして、その人自身でさえ気がついていないような、人生で言われたことがないことを、言葉を紡いで伝えたときに、相手に「肯定的な大きな揺らぎ」が生まれるのです。

《事例：世界中が敵になっても》
クリニック院長　30代（男性）

　ある街のクリニック院長のエピソードです。
　彼は若くして、スタッフ３人のクリニックを住宅街に開業しました。まだ開業から日が浅く、患者さんが増えずに焦っていたころに、ある患者さんの家族と口論になりました。「つい、感情的な強い口調になってしまって。この狭い地域で、ひどい医者だと噂を言いふらされたらどうしよう」。彼はコーチングセッションで、心配そうに話しました。
　しかし、筆者はコーチとして、彼が大変誠実で情熱的な人であることをよく知っていましたので、思い切りこう伝えました。
　「もし、街中の人があなたのことを悪く言い、噂を立て、たとえ世界中が敵になっても、私が皆に伝えます。あなたはこんなに患者さんのことを思う、情熱のある医者なのだということを。これからの彼の医院をぜひ見てください。それが必ずわかります」と。
　彼は、心の奥で実は相当に不安だったのでしょう。感動して静かに涙を流していました。もちろん、世界中に伝えて回れるわけもないのですが、この時の彼には、圧倒されるほどに大きく広いイメージの、力の限りの承

認をすることが必要だと直観しました。心の奥底にポジティブで大きな揺らぎが起きること。これが、その人の持つ無限の可能性を拓きます。

　その承認によって、彼は大きな安堵感に包まれて、冷静さを取り戻しました。「もしその家族と道でばったり会ったらどんな対応をするか」という具体的なシミュレーションも行って、さらに心が落ち着き、その落ち着きがすべてに通じた結果、次第に患者数も伸びていきました。これが承認の力です。

コーチングポイント

　人は心配で不安な時、心から励ましてくれる存在がいれば、なんとかなる、きっとうまくいくと思えるものです。コーチングは、ネガティブな気持ちがポジティブに変わるアプローチです。

　どんな励ましも人を勇気づける力を持っていますが、時には相手の心によい意味での大きな揺らぎが生じるような、思い切った承認の言葉を投げかけることで、強力に相手を励ますことができます。

　もちろん、感動とは「感動させよう」と操作や誘導されて起きるものではありません。伝える側が心を込めて、その人の人間性のすべてをかけて自分の言葉で伝えたときに、自然と湧き上がり生じるものです。

　人を励ますことで、自分も励まされる。この循環は、互いの幸福感につながり、人生を豊かにしてくれます。

第 2 章

心理的安全性の組織風土を創る

2-1 医療チームの研究に始まる心理的安全性

医療チームにおいての研究

組織内の関係性で注目されている「心理的安全性（psychological safety）」について、近年は企業のみならず医療現場でも頻繁に語られるようになりました。

心理的安全性とは、端的に言えば「メンバー一人ひとりが安心して、自分らしくそのチームで働ける」ことです。この概念は、ハーバード・ビジネス・スクールで組織行動学を研究するエイミー・C・エドモンドソン教授によって1999年に提唱されました。教授は特に、医療チームにおいてその研究を深め、TED（Technology Entertainment Design）[7]での発表は大変反響を呼び、著書『恐れのない組織』（英治出版）は世界中で広く読まれています。教授は著書の中で「チームの他のメンバーが自分の発言を拒絶したり、罰したりしないと確信できる状態」[8]とも定義しています。彼女は、医療従事者たちがエラーをオープンに報告し、学習と改善を促進するためには、職場における心理的安全性が不可欠であることを示しました。

Google 社の発見

心理的安全性について早期から取り組んできたのが Google 社です。彼らは2012年から2016年にかけて「プロジェクト・アリストテレ

---

7) TED とは、「Technology Entertainment Design」の略で、アメリカ ニューヨークに本部を構える非営利団体のこと。毎年、「TED Conferences」と呼ばれる世界的な講演イベントを開催。その講演を視聴できる動画サイトや動画アプリのことを「TED」ともいう。

8) Edmonfson, A. C. "Psychological Safety and Learning Behavior in Work Teams" Administrative Science Quarterly44.2（1999）.

ス」を実施し、「生産性の高いチームの5つの特性」を研究しました。その研究によって、最も生産性が高いチームは単に優秀な人材がそろっているのではなく、最も重要な要素は心理的安全性が高いことが挙げられ、チームメンバー間の信頼関係が強固であること等が重要であることが明らかになりました。この発見は、世界中の多くの組織において心理的安全性に対する認識を新たにしました。

余談ですが、Google社が2009年に実施した社員対象の大規模調査プロジェクト・オキシジェンによると、「最高のマネジャーになるための8つの特性」では、「良いコーチであること」が最も重要な特性として挙げられています。

なれ合いの緩い風土ではない

メンバー同士の関係性において、チーム内では、メンバーの発言や指摘によって人間関係の悪化を招かないという安心感が共有されていることが重要な点です。こんなことを言ったら否定されて怒られないか、能力が低いと評価されないか、仕返しやいじめられないかといった不安や恐怖を感じずに仕事に取り組める状態ともいえます。課題や失敗も含めてなんでも言い合える雰囲気、一人ひとりが自分を表現できる関係です。ただし、決して誤解してはならないのは、心理的安全性が高い状態とは、単なる仲良しにみられるような、なれ合いの緩い状態ではないということです。

組織づくりの大いなる警告

どんな職場でも当然、意見の相違は生じます。しかし、心理的安全性が高ければ、異なる意見を持つ人同士が率直に話し、建設的な議論が交わされ、情報の質が高まります。また、どんな職場でもミスやエラーは生じ得ます。生じないに越したことはありませんが、もっと重

要なことは、それらを隠すことなく迅速に報告がなされて、早い段階で速やかに対応することが可能である状態です。その安心な状態には、ネガティブな情報も集まりやすくなります。それが心理的安全性のある組織風土です。職場内で最も危険なことは、上司や周囲に怒られることを恐れ、批判やばかにされることから逃れるために、ひた隠しにしてとりかえしのつかない大問題になってしまうことです。

　衝撃が走った某銀行グループの一連のシステム障害のニュース。度重なる問題に、金融庁が行政処分において、「言うべきことを言わない、言われたことだけしかしない企業風土」と表したことは、組織の心理的安全性が担保できていなかったからといえるでしょう。そして、これは日本の組織風土の課題であり、自分事として考えるべき大いなる警告となった事例でした。

　医療現場において、患者さんの安全を最優先にするためには、心理的安全性の確保は絶対に欠かせません。心理的安全性が確保された医療環境では、スタッフはリスクを恐れずに自身の意見や懸念を表明でき、これが直接的に医療の質向上につながります。スタッフは不安やプレッシャーなしに自らの判断や行動について率直に話し合うことができ、それが医療ミスの減少や事故防止に寄与します。こうした環境はスタッフ間の信頼関係を深め、団結して問題解決にあたることが容易になり、組織全体としての連携も強化されるので、非常に重要です。

フィードバック文化の重要性

　組織全体でフィードバック文化を育むことも、心理的安全性の確保には不可欠です。定期的なフィードバックを通じて、スタッフ一人ひとりが自己の成長を促進し、他者との協力を深めることができます。このような文化が根付くことで、革新的なアイデアが生まれやすくなり、組織は継続的な改善が進むのです。

三方良しの結果を目指して

このようにして、心理的安全性の確立は、
① 医療エラーの減少
② 職員の満足度の向上
③ 患者の安全と満足度の向上
という三方良しの結果を達成することができます。「1-2　コーチングで病院が変わる」で示した財務的課題・人材不足・職場の士気・患者満足度・医療安全など病院が直面する多くの課題に対する答えともなり得るのです。

この節では、多くの組織で心理的安全性の重要性が謳われていることの教訓と理解のために、あえて異業種の事例を紹介します。

《事例：プロ野球球団監督コーチ陣／選手育成》
プロ野球球団一軍二軍監督コーチ陣

チャンスに萎縮する選手たち

低迷期が長く続いたプロ野球球団の事例です。

プロスポーツの世界において監督・コーチ陣は成功者。その成功の法則で確立した指導法や、「俺の背中を見てついてこい！」という流儀は誰もが想像するところです。しかし、ここ一発というチャンスに萎縮して力を出し切れない選手が多いことから、ティーチングだけでなく自律的に考える力を培うコーチングによる育成手法の導入が決まりました。

一軍監督の決断と、コーチ陣の現実

取り組みに並々ならぬ本気度を感じたのは、一軍監督自らが「チームが一丸となって結束を固めるためには、監督・コーチ陣全員の対話が重要。一軍二軍合同のコーチング研修を！」と決断したことです。アスリートの

世界は完全なる実力世界。プロ野球業界は、そびえ立つヒエラルキーで、一軍二軍が一堂に会して合同で何かを行うことは皆無ですから、合同での研修は大変画期的なことでした。

　厳しい現実として、コーチ陣は、来年ここで雇われているかは約束されていない場合が多く、いかに自分の育成手腕で優秀な選手を育て上げるかで自分の今後も決まってしまいます。コーチ同士はライバルという関係性にありながらのチームワークというわけです。

　コーチング研修初回は２日間の宿泊研修。たしかに研修開始時は温度が低く硬い空気でしたが、一軍二軍の垣根を取り払い、膝を交えて対話を重ねる一軍監督のフランクな姿勢と覚悟が感じられて、全体の対話が次第に熱を帯び、活発な意見交換が交わされていきました。

　２日目の休憩時間に入る時、一軍ヘッドコーチが背伸びをしながら大きな声で言いました。「コーチング育成法、わかってきたぞ！　俺たちこの育成法、やってない！」。あらゆる角度からの育成改革がなされたわけですが、最初に「土台としての心理的安全性の風土構築」が行われたことは、その後のチームの輝かしい飛躍の大いなる基盤となりました。

これまでにない白熱した対話

　威圧的な空気の二軍監督から、「選手が萎縮するのではなく、のびのびと力を発揮するために、適切な"叱り方"を教えてほしい」とリクエストがあり、それについて、二軍監督とコーチ陣でこれまでにない形で「白熱した対話」を交わし合ったことも、心理的安全性の土台ができてきた証しでした。

　筆者はその熱意に触れて、一軍の試合観戦、二軍の練習観戦、宿舎訪問、食事会など常に現場に出て風土を観察することを怠らず、フィードバックをして伴走を続けた年月でした。心理的安全性構築のために始めた組織風土改革から、年々順位を上げて優勝戦線を戦うまでに発展しているチームの試合結果を見るたびに、練習球場の青い空と爽やかな風を思い出すのです。

第2章 心理的安全性の組織風土を創る

コーチングポイント

　この支援は、男性コーチ2人と筆者の3人でチームを組んで行いました。3人それぞれが勝負心を持ち、互いを尊重し合いながら個性を発揮してチームワークに取り組む姿勢が共感を呼び、信頼感を築いたことが大きなポイントでした。

　特に筆者は女性であり、プロ野球界には女性指導者がいないため、最初は球界の指導者として適任かどうか疑問を感じた人もいたかもしれません。しかし、それこそ萎縮せず、怯まず、威風堂々とした勝負心を体現する場面であり、その姿勢が彼らに伝わったことで、コーチング研修の意義と合致し、納得感を得ることができたと確信しています。

　また、威圧的な空気を持つ二軍監督が、女性でありながら挑戦を続ける筆者の心意気を評価し、どんな時も筆者に相談を持ちかけてくることは、球界の慣例を超えた出来事でしたし、心理的安全性を体現するものでもありました。

　リーダーや指導者がロールモデルとなり、率先してビジョンに合致した行動を取り、リーダーシップによって理念や信念、そして心理的安全性を体現することの影響力は計り知れないものがあります。

《事例：部下から受けるフィードバック》
大手製造業　E課長　40代（男性）

メンバーが自律的に育っていない

　E課長は、話し好きの明るい性格と押しの強さが持ち味のリーダー。自分のやり方で結果を出すので自信もあり、会議でも営業でも自分が話す独壇場。彼は「チームの雰囲気は悪くはないが、メンバーが自分の意見を言おうとしない。課長の私がいつも答えを出して解決してしまうので、メンバーが自律的に育っていない」ことを課題と感じていました。

話を聴けるリーダー

　E課長はコーチングの時間に自分のマネジメントを見直すこととし、まず「メンバーの話を聴けるリーダーになる」ことを目標にしました。振り返ってみると、お客様の話は丁寧に聴いていても、身内になればなるほど部下の話を聴けていない自分に気づいたからです。とはいえ、人間は自分を変えようと思ってもなかなか難しいのも事実です。多忙な業務の毎日に、長時間部下の話を聴くことは極めて難しい。そこでコーチングポイントとして、3つのことを伝えました。
①自分を変えるのではなく、「新たな自分を足す」と考える
②場と人を限定して実行する
③フィードバックは自分から取りに行く
　E課長は、具体的なことを決めました。
・定例ミーティングでは進行役を部下に任せ、自分は皆の意見を聴くことと、皆の意見を歓迎する承認の言葉をかけることに徹する。
・控え目なBさん、新入社員Cさんの話を特に聴けていないので、多めにコミュニケーションを取る。
・自分から明るく声をかけて、フィードバックを取りに行く。

フィードバックは自分から

　E課長の挑戦が始まりました。まず、メンバーに自分がコーチングを学んでいることを自己開示し、「私はあなたたちの話を聴けていないことに気づいた。これから話が聴けるように努力するので、できているかどうか忌憚のない意見をフィードバックしてほしい」と朝礼で行動宣言。メンバー全員がびっくりはしたものの、真っすぐな彼の人間味が温かく伝わりました。

チームの雰囲気が変わった！

　傾聴を意識するようになって2カ月、E課長は定例ミーティングの最後に、フィードバックを自分から取りに行くことにしました。
　「皆が意見を言い合えるチームを作りたくて、コーチングの勉強を始め

て、自分では傾聴を意識して過ごしてきました。皆からフィードバックをもらいたいです。どんな意見でもしっかり受け止めるので、ぜひ教えてください。Ｂさん、最近の私は以前と比べて話を聴けていますか？」
　Ｂさんははにかみながらも、「課長は、以前より私の目を見て聴いてくださるので安心します」と柔らかな笑顔で答えました。「ありがとう。うれしいなぁ」。
　元気印のＤさんも、「課長が一生懸命に聴こうとされているのがわかります。ただ、すみません。ちょっと忙しい時の空気が怖いので、もうひと頑張りですかね！」と言ったので、全員がなごやかに大笑いをしてミーティングは終わりました。
　Ｅ課長は、会議室の後片づけをしている新入社員のＣさんに「Ｃさん、お疲れさま。少し慣れてきたころかな？　私はもうひと頑張りだってさ、言われたよなぁ」と声をかけ、Ｃさんのホッとしたような笑顔を見て、「チームの雰囲気が少し変わった記念日でした」と、コーチングセッションでうれしそうに話してくれました。自然に承認の言葉をかけることも、Ｅ課長のマネジメントに取り入れられてきたことを示すエピソードでもありました。

　リーダー自身の自己開示で始めた心理的安全性の構築は徐々に進み、メンバー間で意見の相違が生じても恐れずに話し合うようになり、結果として業績も上がりコーチングは終了しました。
　後日談ですが、１年半後にＥ課長から久しぶりのメールが届きました。
　「ご無沙汰しています。あれから１年後に転勤をして関西の支店長になりました。こちらでは、"ほとけのＥ支店長"と呼ばれていますよ」
　豪快な声で笑う顔が目に見えるようでした。

コーチングポイント

　Ｅ課長のコーチングでは、日常のマネジメントで使いやすい具体的な方法を試すことから始めました。傾聴とセットで効力を発揮するのが承認で

す。E課長には、「承認の言葉50個」を宿題として考えてもらい、その中から「現場で自分が使えそうな10個」を選び、さらに「日常的に使える5個」を実際に使うことにチャレンジしてもらいました。

　E課長はスピード重視の性格で、部下が沈黙してしまう空気が苦手なために、返答を待たずに自分が先に答えを出してしまうことがよくありました。これが傾聴を端折（はしょ）る要因の一つでもありました。そのため、部下育成のために「傾聴と承認をセットで使う」ことを意識する習慣を身につけてもらったのです。

　人は沈黙の間に考えています。しかし、上司が先に答えを出すことが常態化していると、部下は次第に自律的に考えることをやめてしまいます。もちろん、緊急時にはリーダーが即答や決断を示さねばならない場面も多々ありますが、一方で育成のためには「待つ」ことも大切です。待って、聴いて、部下から出てきた答えをしっかりと受け止め、承認する。そして、より良くするためにはどんな方法があるかを、質問を通じて考えてもらう。

　E課長は、聴くことを最初のステップにして、自律型人材育成のためにコーチングの技法（傾聴・承認・質問）をマネジメントに取り入れ、その結果が心理的安全性構築につながりました。

第2章　心理的安全性の組織風土を創る

 2-2 医療安全と生産性向上に寄与

心理的安全性構築に寄与するコーチング

　さて、コーチングがいかにして心理的安全性の確立に寄与するか、そしてそれが病院経営の他の諸課題（働き方改革、人手不足、医療安全などの問題）とどう連動するかを探ります。心理的安全性は職員がリスクを恐れずに意見やアイデアを自由に表現できる職場環境を指します。これが医療安全、生産性の向上、離職率の低減、そして最終的には患者ケアの質の向上に直結します。

自分らしくいられる職場

　心理的安全性の高い職場は、重要な考えや疑問、懸念を率直に話しても安全だと感じられる環境であり、個々が自分らしく過ごせる場所です。また昨今では、「ウェルビーイング」という概念が注目を集め、「ウェルビーイング経営」を目指す組織が増えています。
　「あなたにとって、幸福な人生とはどんな人生ですか？」と尋ねると、すべての世代で「自分らしく過ごせる人生」と答える人が一番多いといわれています。ディズニー映画『アナと雪の女王』のテーマ曲が全世界で空前のヒットを放ちましたが、その歌詞にある「ありのままに」。すなわち、自分らしく「ありのままに」いたいという願いは世界共通で、「自分らしく生きるために変わる」ことを力強く歌いあげ、それを象徴した歌であったということでしょう。
　つまり、「心理的安全性のある職場＝自分らしくいられる職場＝幸せな職場」といえます。
　図からも示されるように、幸福感の高い職場は、業務中の事故を大幅に低減させ、創造性や生産性を高め、離職率や欠勤率を低下させ、

051

心理的安全性のある職場＝自分らしくいられる職場＝幸せな職場

幸福感が高いスタッフは・・・

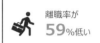
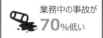

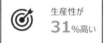
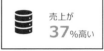

図表5　幸福感とパフォーマンスの関係調査[9]

さらには売上向上という組織全体に計り知れない大きな効果をもたらします。

医療安全・生産性・離職率に関わるデータ

　心理的安全性の高い職場では、スタッフが問題やミスをオープンに報告しやすくなるため、インシデントの未然防止と品質の継続的改善が促されます。心理的安全性が確立された職場は、スタッフが自分らしくいられる幸福度の高い環境です。これにより、医療現場での質の向上、生産性の向上、働き方改革の推進、ストレスの軽減、そして職員の離職率低減につながります。結果として、人手不足の問題を緩和

9）出典：ハーバードビジネスレビュー編集部（編）『幸福の戦略』ダイヤモンド社.
2012年5月. p.62-63
前野隆司・前野マドカ『ウェルビーイング』株式会社日経BP. 日本経済新聞出版.
2022年. p.123-124

することに寄与するでしょう。

　心理的安全性のある組織風土の構築やコミュニケーション改革は、短期間で成し遂げられるものではなく、容易ではありません。しかし、病院長と経営層が示す覚悟とリーダーシップにより、徐々に組織全体へと波及していきます。この重要なプロセスは、コーチングによる対話の技術を深めることによって可能になります。組織全体が統一されたアプローチを採用することで、病院は持続可能な発展を遂げることができ、このプロセスは病院内の全ステークホルダー間の信頼を深め、参画型の文化を育むための基盤となります。

2-3 心理的安全性構築の出発点

　ここ数年、医療界でも「心理的安全性」の重要性が語られるようになりました。しかし、病院全体にその意味が正しく周知され、現場で実践されているかといえば、まだまだ不十分です。まず、全員が「心理的安全性」を知ることから始めます。隠したり、見て見ぬフリをせず、すぐに報告・質問・意見を伝えるという意識を共有します。心理的安全性を脅かすパワハラは行ってはならないと、全員が意識を統一することが重要です。それを「全員が知る」ことが、これまで黙認・放置されていたパワハラや隠ぺいを表面化させ、それを改善するための組織の大きな風土構築の出発点となります。

▍医療安全講習会での「心理的安全性」講演

　日本では、「医療安全対策基本法」に基づき、厚生労働省が推進する医療安全対策の一環として、病院には医療安全管理体制の整備が求められています。多くの病院では医療安全講習会を実施しており、職員がこれに参加することが奨励されています。筆者は、これらの講習会において心理的安全性への意識向上を促進する講演を実施することを推奨しています。

　講演では、心理的安全性に重点を置き、具体的なパワーハラスメント事例を挙げて、それが医療現場でどのように不適切な影響を及ぼす可能性があるかを詳細に解説します。心理的安全性という用語や概念はまだすべての人に浸透しているわけではないため、この取り組みにより、職員は「心理的安全性」の存在を知り、その重要性について学びます。

　これにより、職員は医療安全にどれほど心理的安全性が寄与するかを理解し、「この病院が心理的安全性のある組織風土であれば、より

働きがいが感じられるだろう」「恐れることなく自分の意見を伝える勇気を持とう」「これまでの自分の態度が、他人に心理的安全性を感じさせていなかったかもしれない」と、自分事として内省することにつながります。

また、何か問題が生じた場合には、職員がためらわずに医療安全室等に報告できるよう奨励しています。これにより、職場内でのオープンなコミュニケーションが促進され、隠ぺいされがちな問題が早期に表面化し、解決へと進むようになります。

講演は、病院全体が心理的安全性の意味や意義を理解し、実践するための最初の大きな出発点です。

《事例：医療安全講習会で意識統一》
「心理的安全性」講演

① 国立病院　医療安全講習会「心理的安全性」講演

全職員に向けて

約900人の職員全員の意識統一のために行った講演は、リアル（第1会場・第2会場）とオンタイムで視聴できるリモートを組み合わせたハイブリッド形式で実施し、後日視聴できるように録画をしてeラーニング形式でも提供しました。

講演後の質疑応答では、「そうはいっても、結局、人の根本は変わらないのではないかという気持ちが私にはあります。それについてはどうお考えですか？」や「パワハラをするタイプの人は、コーチングを受けたがらないと思いますが、そのような場合はどう対応しているのですか？」といった現場の実情を反映した積極的な質問が寄せられ、非常に有意義な時間となりました。

講演後の反響

　アンケート結果は大変好評で、医療安全委員会には「これまで入って来なかったたくさんの情報が届くようになった」という反響がありました。声を上げるようになることが、医療安全と心理的安全性の組織風土構築の大きな第一歩です。心理的安全性に対する興味を喚起し、病院長に「心理的安全性の勉強会があれば、ぜひ参加したいです」という声も直接届きました。

　講演後、病院長や経営層が中心となり、「コーチングを受ける」エグゼクティブコーチングや、「コーチングを学ぶ」認定資格プログラムの受講へと歩みを進め、コミュニケーション改革を推進していきました。

② 　私立病院　心理的安全性講習会「心理的安全性」講演

関心の高さ

　任意参加の講習会でしたが、全職員約500人中7割もの職員が参加し、医師の参加が多かったことは特筆すべきことでした。講演は、2日間にわたって同時刻・同内容・リアル講演（第1会場・第2会場）で実施され、講演を生で聴くことによって、より意識を高める方法でした。

　1時間の講演後に30分の質疑応答がありましたが、引きも切らないほどに質問が続き、終演後も直接質問に来る人もいて、関心の高さを感じさせました。「こういう人を指導するにはどうしたらよいか」「強いことを言われてボロボロの気持ちになる時がある。どうしたらよいか」など具体的なケースの質問が続きました。

講演後の反響

　講演後のアンケートは「非常に満足」「満足」が95％という高い評価で、「よくあるハラスメントの説明だと思っていたら、全然違って深い内容でとても驚きました」「心理的安全性の風土創りのために、コーチングを受けたい・学びたい」「病院が、心理的安全性の取り組みを始めたことがうれしい」「相談できる外部の人がいることを知りました」という感想

が多々並んでいました。

　病院長は、これまでの講習会ではあり得ないほどに高評価のアンケート結果に、コミュニケーション改革の必要性と意義を強く感じ、経営層がコーチングを受ける・コーチングを学ぶことからスタートし、全体への改革に力を注ぎました。

コーチングポイント

　この講演で最も重要なポイントは、心理的安全性を一部の人が理論として知るだけでなく、「病院全体の職員がまず知る」ことです。そのためには、わかりやすく、自分事として感じることが必要です。

　ですから、ただ小難しい理論を伝えるのではなく、講演の冒頭で、心理的安全性が欠如するとどうなるかを、ある医師と看護師の具体的なストーリーをもとにわかりやすく紹介しました。

　このストーリーに自然とうなずく若い職員たちが増えていく様子は、心理的安全性を自分事として理解していることを象徴していました。講演会というと、難しい話が他人事のように感じられ、ただその時間を我慢して過ごすことが多いものですが、特に若い人たちが積極的に話に聴き入る姿が印象的でした。

　また、②の病院は、参加者全員が感想や意見を言いやすいようにQRコードを使ってのアンケート集計を行いました。スマホで書いて「自分の声が病院に届く」という工夫が、より自分事として意識の高まりを感じさせ、有意義な講習会となりました。

　全員が理解して意識統一することから、組織改革は始まります。

2-4 心理的安全性構築のポイント

人は恐れを抱くと隠ぺいする

　人は恐れを抱くと、自分を守るために、自分の失敗を隠すことがあります。人の失敗を見つけても、見て見ぬフリをすることがあります。厳しく責められたり、感情的に怒られたり、ばかにされたり、関係性が悪くなることを避けたいからです。これは非常にシンプルな心理で、老若男女の誰もが抱きがちな心です。

　しかし、このような行動が組織内で風土となってしまった場合、どのような影響があるでしょうか。結果として、隠ぺいという非常に厄介な風土が根付いてしまいます。

　隠ぺいが組織に根付くと、小さな問題が大きな事故やミスに発展するリスクが増大します。情報が共有されず、問題が表面化する前に解決される機会が失われるためです。さらに、隠ぺい文化は組織の信頼を損ね、チームワークを弱体化させることにもつながります。特に、命を扱う病院では、そのような風土は絶対に避けなければなりません。

オープンコミュニケーションはリーダーから

　この危険な風土を根付かせないためには、心理的安全性のある組織風土を構築し、組織全体でオープンなコミュニケーションと透明性を高めることが不可欠です。それには、リーダー自ら始めることが重要で、上層部が率先してオープンな態度を示すことに始まります。

「部下が本音を話してくれない」と言う人の特徴

　筆者らは毎年、年間3,000人以上のビジネスパーソンに対して、1on1面談研修やコーチングを提供しています。これらの研修では、管理職がスタッフとの効果的なコミュニケーションや面談方法を学ぶのですが、質疑応答の時によく尋ねられることがあります。

　それは、「部下が本音を話してくれないのです。何を尋ねても『大丈夫です』とか『別にありません』という返事しか返ってきません。大体、彼らは仕事にやる気がないんですよ（ため息）。Z世代ですから。どうすれば本音を話しますか？」というものです。

　大抵、このような質問をする人には一定の特徴があります。たとえば、威圧的な雰囲気、冷静さのあまりにとっつきにくい態度、一方的な会話の進行、短い質問の中にさえダメ出しや決めつけが入っている等です。

　この質問に対して筆者は、「まずご自分から、自分の人となりや本音を話していますか？　それがあって初めて人は自分の話を聴いてもらおうという気持ちになります。1on1は双方向の対話で成り立ちます。上司が一方的に話す時間ではなく、部下主体の対話の時間なのです」と答えています。オープンなコミュニケーションは、上司から始まるものです。

隠ぺいが生まれにくい、組織のポイント

　心理的安全性のある良好なコミュニケーションの組織風土づくりのために以下の点を強調しています。
①自分から率先して本音を話し、オープンな態度を示すこと
②相手の話を積極的に聞き、適切なフィードバックを提供すること
③対話を部下主導で進め、彼らの意見や感情に耳を傾けること
　これらの取り組みによって、組織内のコミュニケーションは改善さ

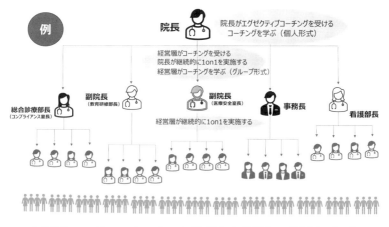

図表6　コミュニケーション改革の全体像と、浸透のプロセス

れ、オープンな文化が育まれます。結果として、隠ぺい文化は生まれにくくなり、より健全で生産的な職場環境が築かれるでしょう。その具体的なアプローチは第4章4節で実践ガイドとして述べますが、ここでは、まずその全体像と浸透のプロセスを示します。

図表6にあるように、まず「病院長がコーチングを受ける・学ぶ」に始まり、その過程で病院長は経営層に1on1を実践していきます。次に経営層もコーチングを受け、学び、現場で1on1を実践します。こうして、コミュニケーションの質を高め、量を増やして、コミュニケーション改革を組織全体に広げていくのです。

1on1を通じてのオープンカルチャーが心理的安全性の組織風土構築となり、時には全体への講習会を通じて組織内での成功事例の共有や、表彰制度を設けることも有効だと思います。これにより、従業員一人ひとりが組織のオープンカルチャーの一員としてどのように貢献できるかを理解し、実践することが期待されます。

病院全体への浸透

　これらの施策を通じて、組織は隠ぺいを防ぎ、より健全で生産的な職場環境を構築することができるでしょう。心理的安全性の組織風土構築は、経営層から取り組むアプローチと、職員全員が意識統一するアプローチの両方から病院全体へと浸透させていきます。それが、次章で述べる「パワハラ改善への新戦略」の重要な要素ともなっていきます。

第3章

パワハラ課題の新戦略：
日本型コーチング®

3-1 パワハラで病院存続が危険な時代

パワハラの影響と背景

　第2章で、心理的安全性を基盤とする組織風土の構築について掘り下げましたが、この章では病院における重要な課題の一つ、パワハラ（パワーハラスメント）の解決策に焦点を当てます。

　医療現場におけるパワハラは、医療安全、スタッフの離職、人間関係の悪化、メンタルヘルス問題、そして病院の魅力低下に多大な影響を与えます。

　パワハラという言葉がなかった時代から、多くの医療機関でパワハラの問題はやむなく慣習的に黙認・放置されてきた面は否めません。特に、パワハラ課題者には医師が多く、筆者に寄せられる相談のほとんどが、病院の職種間ヒエラルキーの頂点と見なされる医師によるものです。

　医師は常に高い医療技術と責任ある意思決定を求められるため、業務量過多、スタッフや患者さん・患者家族とのコンフリクトなどのストレスに疲労が加わって、パワハラ行為を引き起こしやすい職種とされています[10]。

　地方の病院では、パワハラの常習的行為者であっても、医師を欠いてしまうと診療が成り立たないために介入しにくく、経営側が対応に苦慮することも多く見受けられます。

---

10) Preeti R John, Michael C Heitt. Disruptive Physician Behavior: The Importance of Recognition and Intervention and Its Impact on Patient Safety. J Hosp Med. 2018; 13: 210-212.

もはや黙認・放置はできない時代

パワハラによって、医師や看護師が大量離職し、病院存続の危機に発展する事例もニュースで報道されています。パワハラの黙認・放置は患者さん離れや職員の離職を招き、病院の評判を著しく損ない、組織崩壊を招きかねない重大な問題です。

新戦略への転換期

今こそ、病院長・経営層がパワハラ課題に真剣に取り組むことは必須です。パワハラ課題者は自分の行動がパワハラであると自覚していることはほとんどありません。彼らはしばしば問題を他者に転嫁し、自己変革の必要性を感じていません。

パワハラに対する従来のアプローチは、課題者に対する指導や注意、時には懲罰的な措置が中心でしたが、これらはしばしば反発を招き、真の意味での反省に至っておらず、状況の根本的な解決には至らないケースがあります。集合のハラスメント研修を開催している病院もありますが、多くの場合、真に必要な人物は参加しないという課題があり、経営層からは「聴くべき人が聴いていない」との声がしばしばあがります。

3-2　何がパワハラを起こさせるのか

何がパワハラという事象を起こさせるのか、考えてみましょう（図表7）。

人には「その人にとっての真実といわれる"隠れた背景"」と「コア・ビリーフといわれる"核となる信念"」があります。この二つが、それ以外のさまざまな気持ち（図表の周囲に書かれていること）と重なって、それが「こうあるべき」という激しい思いになったとき、人によってはパワハラという事象になって現れます。

このように、個々でパワハラに至る背景や信念が異なるわけですから、そこまで深くひもといていかないと、ハラスメントの表面的な話だけでは改善には至らず、パワハラを繰り返す傾向にあります。ゆえに、コーチング技法を使った個別の深層対話を行う必要があるのです。

そこで、パワハラの課題の新戦略として、「日本型コーチング®」

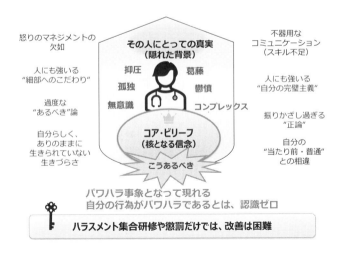

図表7　何がパワハラという事象を起こさせるのか

（コーチングとカウンセリングを組み合わせた筆者独自のプログラム）を用いて個人研修として具体的な改善を図ることで、成果を上げています。

パワハラ課題者に受講を勧める伝え方

パワハラ改善の「日本型コーチング®」とは何か

　パワハラ改善の手法として、筆者が独自に開発した「日本型コーチング®」について紹介します。コーチングがアメリカから日本に導入されたのは1990年代後半から2000年初頭のことです。先駆者たちのたゆまぬ努力により、コーチングは日本で大きく発展しました。しかし、アメリカ型の従来のコーチング単体の手法は、日本の社会や組織風土、国民気質とは異なる点もあります。特に経営層に向けたコーチングでは、より繊細に慎重に対応する必要があります。

　アメリカでは、心理療法、コンサルティング、カウンセリング、セラピー、コーチングなどがそれぞれ独立した専門分野として提供されています。対照的に、日本では経営者が精神的に苦しんでいても、カウンセラーやセラピストを組織で雇用して助けを求めることは、精神的な弱さと見なされることを恐れ、恥や世間体を気にして、実行が困難です。

　では、なぜ「日本型コーチング®」がパワハラ課題者の改善に成果を上げているのでしょうか。この手法は個人の自己認識を高め、内省を促します。コーチングにより、問題行動を示す個人は自身の行動パターンや心理的トリガーを理解し、自発的な行動変化へと導かれます。問題行動は多様な要因によって引き起こされるため、場合によってはコーチングの範疇を超えてカウンセリング手法を用いた深層対話が必要です。また、時には具体的なアドバイスや指導、教育（ティーチング）、断固とした介入も必要になります。

修正・矯正させられるのではなく

　重要なのは、支援者側が特定の手法にこだわるのではなく、パワハラ課題者（クライアント）と本音で話し合える深い信頼関係を築き、クライアントの無限の可能性を信じることです。これにより、パワハラ課題者は行動を修正・矯正させられるのではなく、自ら進化させることを目指すようになります。

　そのカギとなるのが、「その人にとっての真実といわれる"隠れた背景"」や「コア・ビリーフといわれる"核となる信念"」をコーチングのテーマにすることです。特に、"核となる信念"はその人が大切にしている価値を表し、尊重されることで初めて変容が促されます。単にパワハラとして断罪されるだけでは反発を生むばかりで、行動改善は望めません。

　「何を大切にして生きているのか、働いているのか」というその人の思いを丁寧に尊重することこそ、行動改善に導く日本型コーチング®の真髄です。日本型コーチング®がパワハラ改善に結果を出しているのは、この思いに寄り添い、価値観を尊重するアプローチを取っているからこそです。

「どうせやらない」と、病院長・経営層が諦めたら終わり

　まず一番の障壁は、パワハラ課題者にコーチングを受ける意欲を持ってもらうことです。この段階で「どうせ、やらないでしょう」と諦めてしまう経営層が多いのは非常に残念です。何事も同様ですが、「どうせ」という思考はあらゆる可能性の芽を断ち切ってしまいます。もちろん、すべてのパワハラ課題者がコーチングを受ける気になるわけではないでしょう。しかし、アプローチ次第で受けようと思ってくれる人も多いのが事実です。

　スティーブ・ジョブズは言っています。

「自分が世界を変えることができるということを信じる者たちが、世界を変えるのです」

この言葉は、1997年に Apple が展開した「Think Different」広告キャンペーンの一部として広く知られています。このキャンペーンは、スティーブ・ジョブズが Apple に復帰した直後に始まり、彼の革新的なビジョンと哲学を象徴する言葉として、多くの人々にインスピレーションを与えました。

病院長と経営層が「変わると信じて進む」行動によって、パワハラを受けて傷ついた人も、パワハラ課題者自身も生きづらさから解放されるのです。

パワハラ医師が語った「もっと早くコーチングを知りたかった」

第3章8節のパワハラ事例に登場する40代医師が、2カ月間全8回のコーチングを受けた後に、まっすぐに誠実な目でこう言いました。

「私はもっと早くこのコーチングを知りたかったです。そうしていれば、人を傷つけることもなかったし、自分自身も苦しむことはなかったはずです。どうか、このコーチングを世界中に広めてください。そうすれば、世界はもっと平和になると思います。私は心からそう思います」

これが、パワハラ課題者である医師の言葉です。「どうせ」という思考で諦めるのではなく、力強く変革に取り組んでください。病院も組織風土も変わることを信じて始めることが重要です。真っすぐでダイナミックな信念こそが、組織改革のカギとなります。

パワハラ課題者にコーチング受講を勧める伝え方

導入手法としては、病院長がコーチングを受けることが始まりで

す。そして、パワハラ課題者に対しては、次のように伝えてみてください。

「私自身もコーチングを受けていて、それが非常に有意義な経験だと実感しているので、あなたにも同じ経験をしてほしいと思います。あなたの患者さん思いの気持ちを、私は高く評価しています。しかし、スタッフに対する言動、コミュニケーションには改善の余地があります。これについては、聡明なあなたならすでに気づいているでしょう。私はあなたにこのコーチングを活用してさらに成長し、活躍してほしいと考えています。あなたはこの病院にとって重要なメンバーです。病院としても、あなたの成長を全力でサポートします」

病院長・経営層がコーチとなって

　病院長や経営層が自らコーチングのプロセスを体験し、その効果を実感することが重要です。自身がコーチングを使った対話ができるようになることで、パワハラ問題の改善や心理的安全性のある組織風土の構築がスムーズに進みます。第2章4節の図表6で示したように、病院長・経営層がマネジメント力やコミュニケーション力の向上を目指してコーチングを体系的に学び、技法を習得し、それを部下に実践し、上層部から順次コーチングの方法論を広げて実践するシステマティックなコミュニケーション改革を推進します。このようにして、コーチングはパワハラ課題に対して新たな解決策を提供し、職場の健全な組織風土づくりに寄与していくことになります

3-4 パワハラ課題者が受講を決断する道のり

コーチングを受けるか否かを決めるのは、あなた自身

　筆者は、最初からコーチングセッションを始めるのではなく、事前対話としてオリエンテーションを設けます。これは、コーチングという言葉が人によってさまざまなイメージを持たれるためです。

　たとえば、「コーチが自分を厳しく矯正するのではないか」「怪しい心理的手法でマインドコントロールされるのではないか」「コーチングは褒める手法だとネットで読んだ。妙におだてられて、私の行動を変えさせられるのではないか」といった警戒心や疑念を抱きがちです。

　オリエンテーションでは、これらの警戒心や疑念をできるだけ解消し、安心安全の場を提供します。嫌だと思えばコーチングは受けなくてもよいという受容の雰囲気で、「受けるか否かを決めるのは、あなた自身です」と伝え、自由意志と選択は相手にあることを明確にします。パワハラ課題者はここに至るまでの過程で、多くの人に注意や批判をされてきており、強く理不尽さを感じています。そのため、受容されることによって課題者は自分で進もうと決めることができるのです。自分で行動を決める。これが、自律型人材を育成するコーチングの基本です。

オリエンテーションで病院長が伝える内容

　オリエンテーションの進め方は、病院長同席のもとで、病院長からコーチング対象者に「成長への期待」を温かく伝えてもらいます。伝え方は、I（We）メッセージで、たとえば「私はあなたの一番の良さである患者さん思いの気持ちを大事にしつつ、スタッフとのコミュニ

ケーションがよくなって、双方が気持ちよく仕事ができるようになることを期待しています」という具合です。

　Ｉ（We）メッセージはコーチングスキルの一つです。Youメッセージでは「あなたは、○○○○です」という伝え方になり、評価されているように感じる場合がありますが、Ｉ（We）メッセージを用いると、対象者の心に温かな励ましと期待が届きやすくなります。

　病院長には10〜15分ほどで退出してもらい、後の約１時間程度は対象者とコーチとの対話に充てます。病院長という権威者・評価者がいなくなると、対象者の雰囲気は変わることがしばしばあります。たとえば、ホッとしたように親しみを表す人、緊張感が走る人、愚痴も含めて病院に対する気持ちを伝える人、具体的にコーチング方法を聴いてくる人などさまざまです。コーチはそのどれをもしっかりと受け容れる傾聴と受容の精神によって、本音を話しやすい環境を創出します。

信頼関係を築く

　オリエンテーションでの傾聴と受容は、パワハラ課題者と最初に築く信頼関係構築の源です。日本には「設え（しつらえ）」という言葉があり、これは空間を整え、心理的な準備を行う行為を指します。設えには物理的な準備だけでなく、心や意図を整えるという深い美意識が含まれています。この精神は、日本型コーチング®において非常に重要です。オリエンテーションでコーチング対象者に心地よい環境を提供することで、本音を話しやすい空気を創り出します。これは、コーチングにおける傾聴と受容の重要な実践であり、真の自己改善へ向かう第一歩です。

　このようにして、「設え」の精神を取り入れることで、その後のコーチングセッションはより効果的に進行し、パワハラ課題者の自己

認識と行動変容への道が拓けます。

相手の土俵に乗らず、ニュートラルな態度で

　オリエンテーションによって、コーチングを受けることを自ら決めたパワハラ課題者が、セッションで頻繁に直訴するのは、病院内でパワハラと言われることへの抵抗感や否認の感情、さらには、自分ではなく相手が悪いとする他責発言です。コーチはこれらの感情を否定したり評価したりするのではなく、十分に受け止めて対話に活かします。

　パワハラ課題者が語る経緯の中には、行動改善の必要がある内容が数多く含まれています。聴く側が、これらを必要以上に受け容れてしまうと、相手の「自分は間違っていない」という感情を増幅させる恐れがあります。そのため、課題者の訴えを冷静に受け止めるにとどめ、迎合する態度はとりません。「受け止める」と「受け容れる」の違いがここで重要です。また、コーチも人としての正義感や倫理観を持つため、それらを裁くような感情が生じることも事実ですが、ここで大切なのはエゴ・マネジメントです。それがプロフェッショナリズムを持ったコーチの在り方です。

　たとえ、それらの感情が湧き上がってきても、頭の中でその感情を「いったん脇に置く。私は裁く人ではない」というイメージで心を整えることをそのたびに繰り返していきます。そして、しっかりと自分を保ちつつ、相手の土俵には乗らずにニュートラルな態度で接します。ただし、パワハラだと訴えられて理不尽だと感じている人に対して、ただ冷静に聴くだけでは心を拓く関係性にはなりません。

頭はクールに、心はホットに

　コーチは、頭はクールに、心はホットに、共感の心を持って聴く。

この微妙なバランスを保ちながらコーチングを進めていくことが重要です。パワハラ課題者の行為自体に問題があっても、その人の全人格が問題だとは限りません。常にその人の良い面を信じ、見守りつつ傾聴し、適切なフィードバックを伝えていきます。

　パワハラ課題者の他責思考は根深い問題で、他人を非難することで自分を正当化しようとする思考は自己防衛の一環です。それは、一朝一夕には解決されるものではなく、行きつ戻りつを繰り返します。コーチングでは、技術（Skill）と思考（Mind）と心（Heart）で臨み、自分に向き合おうとしない課題者が向き合うように伴走していきます。それは、本当に容易なことではありません。しかし、何事にも行動の背後には理由があるという洞察で、パワハラという行為に至る理由を粘り強く徐々に解明していくのです。

時には厳しい介入

　パワハラ課題者は、状況によって態度を変えることがしばしばあります。病院長やコンプライアンス委員会などの権威者の前やコーチの前では、善良な顔を見せることが多いのです。そのため、セッション中に課題者が防御的で攻撃的な言動や態度を見せた瞬間を見逃さず、適切なタイミングでフィードバックを行い、自己認識を深める場面も必要です。

　コーチングが操作や誘導を目的としないことは大前提ですが、パワハラ課題者へのアプローチでは、きれいごとだけでは改善が難しいこともあり、時には厳しいリアリティチェックが必要です。コーチングの目的と倫理的なアプローチを保ちながら、「時には厳しい介入」が必要になる場合もあり、そのバランスを取ることが非常に重要です。このプロセスは大変デリケートで、コーチには高い倫理観とプロフェッショナリズムが求められます。深い洞察力、優れた傾聴力、そして場合によっては断固とした介入に、適切なバランスを取って臨む

075

ことが、真の改善への道を拓くカギとなります。

　日本型コーチング®の多面的なアプローチは、パワハラのような根深い問題にも柔軟かつ効果的に対応でき、最初は「自分は正しい、相手が悪い」という一方的な思考に固執していた課題者も、最終的には自らの責任を受け容れ、自身の行動や対人関係について内省し、自覚するようになります。誰もが心の奥底では人に嫌われることを望んでおらず、できれば良好な人間関係を築きたいと願っています。しかし、組織内で固まった自己イメージを自ら変えるきっかけも機会もなく、その方法さえわからなくなっているのです。

抵抗感や否認の感情から、自己改革へ

　本章8節では、コーチングの効果を示す具体的な事例をいくつか紹介します。これらの事例では、もともと抵抗感や否認の感情が強かったパワハラ課題者が、コーチングプロセスを経て自己改革を遂げ、組織内での関係性改善に成功した様子を描きます。

　また、セッションで、課題者が自分自身と向き合う過程を通じて、病院の文化にも肯定的な影響を与えることができた事例を取り上げます。コーチングによって「訴訟問題を回避した事例」「患者さんからの苦情が激減した事例」です。

　これらの事例を通じて、コーチングが単なる問題解決の手法を超え、課題者の自己成長を促し、より良い職場環境を創出するための力強いツールであることが明らかになるでしょう。また、コーチングは課題者が自らの問題を認識し、解決策を見いだす支援だけでなく、組織全体のポジティブな変化を促進するための基盤を築きます。

第3章　パワハラ課題の新戦略：日本型コーチング®

 連携がパワハラ改善のカギ

協力関係の構築

　パワハラ改善には「周囲とコーチとの協力関係の構築」も極めて重要です。パワハラ課題者はコーチの前では表面上の善良さを見せるため、実際の現場での行動や言動はしばしば見えにくいものです。そのため、関係者によるアンケートやインタビューを通じて現状を把握することが有効です。課題者がコーチング内で話した内容も、協力者の名前と内容も守秘義務で守られますが、特に、コーチング途中での変化を把握するために、信頼できる関係者からの情報収集は不可欠です。

フィードバックと協力体制

　協力者には、パワハラ課題者に対して感情的な反応を示さず、冷静で俯瞰的、かつ温かなまなざしで接することのできる、口の堅い人を選出します。病院長とはもちろん協力体制を組んで行いますが、他にもパワハラ課題者の上司医師、看護師長、事務長など、上司や同僚を含めた関係者と協力体制を構築します。このような連携は、パワハラ問題の解決において非常に重要です。

《事例：事務長の協力》

　ある公立総合病院では、パワハラ課題者と親しい事務長が協力者として活躍しました。この事務長はコーチングを学んでおり、課題者が自分のコミュニケーションを改善しようとする努力を認識した際には、積極的に声

をかけて支援しました。人は誰しも、自分の努力が認められるとさらに頑張る気持ちが湧いてきます。逆に、誰にも気づかれなければ、その努力をやめてしまうこともあります。

　たとえば、「先生、このごろの穏やかな雰囲気、何か良いことがありましたか？　お話するのがちょっと楽しみになりました」というような、温かく肯定的な声をかけ続けました。つまり、「私はあなたの変化に気づいていますよ」ということを示すフィードバックです。

　パワハラ課題者は、心の奥底では「もっと良い関係性を築きたい」「このままでは人生が楽しくない」「認められたい」「でも、どうしたらよいのかがわからない」などの気持ちを内包しています。日頃はどんなに「相手を論破しよう」「私が正しい」「こうあるべきだ」などの臨戦態勢でいても、コーチングの時間には、その寂しさや孤独感が言葉に表れます。だからこそ、周囲の温かなフィードバックは心に響くのです。

　このようなフィードバックは、パワハラに限らず、職場で実践してほしいコーチングコミュニケーションの一例です。

《事例：看護師長の協力》

　ある私立総合病院では、誰とも話しやすい雰囲気を作ることができる看護師長が協力者として活躍しました。師長は、チームの関係性が悪く殺伐としていることに心を痛めており、メンタルを病む看護師も出ていたため、その使命感とチームへの愛情から自ら協力を申し出てくれました。

　パワハラ課題者の言動や態度についてニュートラルに客観的事実を整理して、メールやインタビューを通じて筆者と共有してくれました。筆者は、現場で問題になっている言動や態度を直接見ているわけではありませんので、その共有は真実を明らかにするのに大変効果的でした。課題者本人には保身の気持ちも強くあるため、コーチングセッションでは真実が見えづらいものです。

　たとえば、現場では感情的に怒鳴り散らす態度なのか、激しい人格否定

第 3 章　パワハラ課題の新戦略：日本型コーチング®

の言動なのか、周囲はそれらをどのように感じたかなどを協力者から教えてもらうことによって、コーチングをより現実的で真実に直結したアプローチにすることができました。

　また、パワハラは課題者だけでなく、トラブルになった相手側にもコミュニケーションに課題がある場合があります。その両方の事実を公平に捉えた客観的事実の共有は、コーチが偏った見方をせずに、パワハラ課題者に共感できる点を見つけて伝えることもでき、大きな手助けとなりました。

3-6 感情マネジメントとイメージトレーニング

パワハラ課題者が備えるとよい4つの思考

　パワハラ課題者はこだわりが強く、思考の柔軟性に欠けがちです。パワハラ課題者が備えるとよい思考として、次のようなものが挙げられます。
①省察的思考（Reflective Thinking）
　自分の行動や言葉が他者にどのような影響を与えているかを定期的に振り返り、自己認識を深める
②感情の自己管理（Emotional Self-Regulation）
　怒りや不満などの感情が高ぶった時に、それを適切に管理し、冷静に対応する技術
③共感的リスニング（Empathetic Listening）
　相手の話をただ聞くのではなく、その背景にある感情や意図を理解しようとする姿勢
④柔軟性のある思考（Flexible Thinking）
　自分の意見や方法が常に正しいとは限らないと受け容れ、異なる視点や新しいアイデアに対して開かれた姿勢を持つ
　コーチングは、これら4つの思考を身につける方法でもあります。

①省察的思考

経験学習のサイクル「省察」

　1984年、組織行動学者のデービッド・コルブ（David A. Kolb）博士は、「人が実際の経験を通して学ぶ」において受動的な学習やトレーニングと区別し、「具体的経験→省察→概念化→積極的実験」の4つのステップからなる学習サイクル「経験学習サイクル」理論を提

第３章　パワハラ課題の新戦略：日本型コーチング®

日常の仕事でも業務対応だけではなく、経験からの学びを次に活かして最大化するには、
①経験の振り返り（省察）で起きていた事実と思いを確認する。
②学びと気づきの教訓（概念化）を見出す。
③教訓を次にどう活かすかのチャレンジ（積極的実験）を明確にする。
④自らの行動を変え、次の一手で体験・経験（具体的経験）を積み重ねる実践をする。
　自身の知恵を創造していくサイクルを廻すこと。

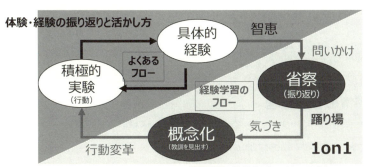

図表８　経験学習のサイクル

唱しました（図表８）。現場では、「具体的経験」と「積極的実験（行動）」のよくあるフロー（流れ）だけで回っていることがしばしばあります。

「経験学習のサイクル」は、日常業務においても具体的経験である業務対応だけでなく、「省察（振り返り、内省）」の時間を持ち、問いかけ、考える習慣を持ち、概念化（教訓を見いだす）して次に活かす行動変容を提唱しています。

階段の踊り場の時間

省察するコーチングの時間とは、階段にたとえると「踊り場」です。一気に階段を駆け上がるのでは、どこかで息切れをしてしまいます。一方、踊り場に止まって具体的行動を省察することは、経験をただの経験としてだけでなく、知恵にすることができるのです。そして、踊り場での問いかけを通じて考え、気づいたことを"教訓"とし

て概念化し、次の積極的実験（行動）の際に教訓として学んだことを、活かす。これが、経験からの学びを活かして最大化するフロー「経験学習のサイクル」です。

　パワハラ課題者は、自分を振り返ることなく、自分を正当化してパワハラ行動を繰り返しているというフローになっています。そのため、コーチングによって、この省察的思考の習慣を身につけるようにするのです。

②感情の自己管理

　日本型コーチング®の枠組みのもと、感情の自己管理、心を整える方法として「怒りの感情のセルフマネジメント法」「禅の呼吸法」「短時間瞑想法」なども指導しています。

禅の呼吸法

　禅の呼吸法は、第2章1節で紹介したプロ野球球団一軍二軍監督コーチ陣に伝授し、全員で共に練習しました。この球団が直面していた課題は「ここぞ！」という重要な場面で緊張や力みが原因で、選手が本来の力を発揮できない点にあり、それに対しての心の整え方として教授し、全員で一緒に練習しました。

　ストレスで睡眠障害に陥っていた病院長にも禅の呼吸法を教授して、毎夜眠る前にこれを行うことで睡眠の質を高め、仕事へのパフォーマンスを向上させた例もあります。

パワハラ課題者の感情マネジメント

　パワハラ課題者はしばしば、自分が正しいと信じる考えを強く主張し、間を置かずに過剰な反応を示す傾向があります。また、感情が高ぶりやすく、自分の怒りをどうやってマネジメントしたらよいのかわ

からない人も多いです。そこで、一緒に心の整え方・感情マネジメントを話し合うことは大変効果があります。

あるパワハラ課題者の医師には、どんな場面・どんな相手なら感情マネジメントができそうかを話し合い、場や人を限定して実践することから始めました。その医師は、「どうしても医者相手では難しい。看護師との関係性では、感情マネジメントができそうだ」と言い、そこから始めました。

③共感的リスニング

パワハラ課題者が「コーチングを受けて傾聴を体感」することによって、共感的リスニングを経験学習できます（図表9）。

パワハラ課題者に限らず、傾聴で心することは以下のとおりです。
・相手の会話に割り込んでいませんか？
・相手が話しているときに、別のことを考えていませんか？
・相手の考えを先読み、先取りしていませんか？
・会話を独占していませんか？

聴く能力は後天的に発達するもの。
「聴くことを**意識**」しない限り、
「**聴けているつもり**」という状態から
動くことはない。

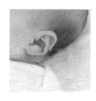

図表9　聴く能力

・相手の話を遮ってはいませんか？

④柔軟性のある思考

「べき」の思考に「間」を作る

　スポーツコメンテーター（元陸上競技選手）の為末大氏は、ストア派の哲学から学んだ一流のアスリートの思考法を、プロ野球選手大谷翔平氏の例から読み解いてSNS等で発信し、成功の秘訣を示唆しています。この示唆は、一流のアスリートだけが実践できるものではなく、すべてのプロフェッショナルが学べる教訓ですので、ここにイメージトレーニングの一つとして紹介します。

　古代哲学者エピクテトスの「人はえてして自分ではどうにもできないことにとらわれ、思い悩んでしまう。自分でどうにかできるものには力を注ぐが、どうにもできないものは放っておく」という考え方を活用します。つまり、"自分でコントロールできること（自分でどうにかできるもの）"と、"自分ではコントロールできないこと（自分ではどうにもできないもの）"を分割し、自分でコントロールできないことはいったん脇に置くという方法です。

　パワハラ課題者は、自分の核となる信念や過度な「こうあるべき」という考えで相手を裁き、衝動的な怒りの感情を相手にぶつけがちです。つまり、心に「間（ま）」がなく、冷静にいったん脇に置くことができていません。

大谷翔平選手のメンタルマネジメント

　為末氏が読み解く、大谷翔平選手のメンタルマネジメントの例です。大谷選手にとって、野球は自分でコントロールできることです。しかし、通訳が起こした一連の不祥事は、大谷選手が自分でコントロールできないことでした。大谷選手は常々「野球に集中したい」と

発言していますが、ショックなことにとらわれずに、自分がコントロールできる野球に集中して成果を上げ続けています。これは、すべてのプロフェッショナルが学ぶべき重要なレッスンです。

「箱」のイメージトレーニング

イメージトレーニングの実践として、為末氏は「自力で解決できない問題は箱に入れておく」という方法をすすめています。この方法により、問題に対して一時的な距離を置き、自分の能力の範囲内に焦点を絞ることができます。このアプローチは完全な問題解決にはなりませんが、「いったん箱に入れて、脇に置く＝やり過ごす」ことによって、パワハラ課題者の衝動的な行動を抑え、より建設的な対応を促します。頭の中で箱に入れて蓋をして脇に置くイメージをすることで、あえて「間」を作り出すのです。

実際に、あるパワハラ課題者の医師は、「箱に入れて蓋をする」というイメージトレーニングに素直に応じ、「やってみます」と静かに受け止めて実践しました。筆者はこれまで同様のことを、「灯篭にして川に流す」というイメージで実践していましたが、本稿執筆中に頭を悩ます別件があり、この箱のイメージトレーニングを試してみました。別件の影響で夜の眠りが浅く、数日間執筆に集中できなかったのです。そこで深呼吸をして心を静かに落ち着け、問題を「箱に入れて蓋をする」という分離のイメージを描きながら休んだところ、目覚めた時には頭がすっきりし、その「箱」が非常に小さく、ほとんど存在感のないものに感じられました。この経験から、思考を整理し、心を安定させる方法として、この技法が大いに役立ったことを実感しました。イメージも人それぞれです。どんなイメージが一番自分から分離できるかを想像して、思考に柔軟性を備えたいものです。

コーチングは、パワハラ課題者が備えるとよい4つの思考、①自省的思考（Reflective Thinking）、②感情の自己管理（Emotional

Self-Regulation）、③共感的リスニング（Empathetic Listening）、④柔軟性のある思考（Flexible Thinking）の備え方を一緒に考え、トレーニングすることができます。

　これらのトレーニングは、学校でも学習の機会はなく、普段の業務の中で誰かに教えてもらえるものでもないため、パワハラ課題者の改善に効果的です。多様なコーチングトレーニングもパワハラ改善に大きく寄与します。

3-7 実践ガイド：病院長がパワハラ改善に臨む

防衛機制がパワハラ言動に

　パワハラの芽は、マウンティング、劣等感（コンプレックス）、孤独、誇大化した自己愛など、個々の異なる心理状態から発生しがちです。これらは、さまざまな環境や人生経験を通じて、長年積み重なって「防衛機制」として形成されてきたものです。そして、その背景には共通して痛みや寂しさが伴っていることが多いものです。

時に優しく、時に毅然と

　パワハラ課題者に対して、指導や注意、厳罰は非常に重要ですが、それだけでは問題が解決せず、パワハラの悪循環が繰り返されるケースがよく見られます。つまり、これらのアプローチだけでは個人の心の鎧や防衛機制に到達できず、課題者がその鎧を脱ぐには至らないことが多いためです。そのため、病院長は柔剛織り交ぜた粘り強いコーチングアプローチを学び、パワハラ課題者と面談することが必要です。

　パワハラという行為には、時に優しく、時に毅然と、導き促すこと必要です。なぜならば、パワハラは人を傷つけ、被害者の人生を大きく変えてしまうからです。パワハラ課題者には深く反省し、二度と繰り返さないことを胸に刻んでもらう必要があり、そこに到達しなければ改善とはいえません。

説教と指導だけで対抗しても相手は耳を閉じる

　心の鎧をパワハラという形で転化する人に対しては、「最初から説

教や指導で対抗しても、相手は耳を閉じてしまう」ということと、「温かさを持ちながらも、深く揺るぎない確固たる姿勢で臨むこと」です。

釈迦に説法ですが、病院長・経営層がパワハラ課題者に面談をする際は、この両方を胸に抱いた上で、次の具体的なアプローチを参考にしてほしいと思います。

技法：マウンティング・論破弁舌型パワハラ行為者に

①返しの枕詞は、感謝と尊重

返しの枕詞は、感謝と尊重を基本にして、間を取り、ゆっくりと反論に持っていくのがポイントです。攻撃的で弁が立つ論破型の人には、「コンプレックスを理論武装した防御機制」と「誇大化した自己肯定感や自己愛（自分の論調に酔う）」の傾向が見られることがあります。そうした人に対して、最初から指導や説教を試みると、相手は反発し、かえって厄介な状況になりがちです。

まずは、相手の主張を"ある程度"丁寧に聴き、返す最初の言葉として「なるほど。ありがとう。参考になります（受容＋感謝＋尊重）」を使います。そして、相手の反応を観察し、感情的に反応せずに間を取りながら応じ、徐々に反論や指導へと進めていきます。

②「もったいない」を効果的に使う

誰もが、自分が損をすることは避けたいものです。しかし、パワハラ課題者はその損得の思考ブレーキが効かなくなっている状態です。そのため、まずはパワハラ課題者にとっての正論も"ある程度"は聴き、その上で、その主張の良い点をフィードバックします。そして、次に「しかし、もったいないのは」と続け、注意や指導すべき点を伝えます。たとえば、次のような伝え方です。

「あなたは医師として非常に優秀で、患者さんを思う気持ちがとて

も参考になりました。さらに、話し方がとても流暢で、立て板に水のように話を進めることができるのですね。しかし、非常にもったいないのは、その立て板に水のような論調でスタッフを追い詰めるようなコミュニケーションを取っていると、相手を傷つけ、結果的に皆があなたから離れていってしまうことです。現に、今回の事態は病院としても由々しき問題であり、あなた自身の人生にとっても、とてももったいないと思います」
と、柔らかく剛く温かさと厳しさをもって伝えていきます。

③相手の心を満たして、訴求する心理戦

　コーチングは操作や誘導を目的とするものではありませんが、パワハラ課題者には十分に反省を促す必要があります。つまり、「相反する要素」を、対話を通じて慎重に実践していかなければならないのです。それには、前記②の例もそうですが、人は最初からダメ出しばかりを言われると感情的になります。叱責や説教、厳罰であればなおさらです。そのため、まずは相手の主張を"ある程度"は傾聴し、相手の心を満たすことが重要です。そして、「もっと病院長と話したい」という気持ちを喚起します。「もっと」という気持ちに訴求し、相手が耳をひらくように対話する心理戦です。

④過去の他責に対して、「中断のスキル」で未来に向かう

　"ある程度"はという表現を強調している理由には意味があります。過去の他責的な主張を長々と続けようとするパワハラ課題者に対しては、こちらも"ある程度"は聴きますが、毅然として、ある段階でかじを切り、対話のレイヤー（階層）を変えていく必要があります。このように長話を途中で切る技術を、コーチングでは「中断のスキル」といいます。介入するポイントは、相手が息をつく瞬間を見逃さず、その瞬間を捉えて未来に向けて話を進めていくのです。
　たとえば、ある病院長はその瞬間を見逃さず「過去は変えられませ

ん。もう過去の他責の話ではなく、これからどういうコミュニケーションを取るかという、あなたの未来の話をしましょう」と、レイヤーを切り替えたことで、パワハラ課題者は自分の主張を引っ込めました。

　他にもいろいろと面談のスキルはあります。病院長・経営層はコーチングを受けてそれらのスキルを体得し、体系的に学ぶことによって面談技術を向上させていくことが重要です。

第3章　パワハラ課題の新戦略：日本型コーチング®

3-8 コーチングで訴訟回避、苦情激減

■ その人にとっての真実

　日本の心理学者であり、ユング派心理療法の第一人者である河合隼雄氏は、彼の理論の核として「その人にとっての真実」という考えを置いています。これは、個人が自己の内面に向き合い、自己理解を深める過程で、自分にとっての真実を探求することの重要性を示します。

　日本型コーチング®においても、客観的な真実だけでなく、個人が感じる主観的な真実も、その人の人生や心理状態を理解する上で不可欠であると考えます。人の内面的な経験や心の動きに焦点を当てることで、その人自身が抱える問題や課題に対する深い洞察を得る手助けとなります。人は、表面に見えている事象だけでなく、「その人にとっての真実」という奥深い洞察を常に心に置いてコーチングを実践することが、大変重要です。

■ 誰かが真実に思いを寄せた時

　パワハラという行為に至るにも必ず「その人にとっての真実」があります。職場での人間関係では、深層対話がなされることは少なく、お互いに深く知り合う機会もなく、「その人にとっての真実」はその人の心の中にそっと息づいています。時にはそれが肥大化または歪曲され、望ましくない言動や態度として現れ、ますます孤立を深め、絶望的な状況を引き起こすこともあります。

　心の内を隠して神秘の輪をまとい、人々が自分を見る目が固定化される中で自己変革の機会は失われ、次第に行動を修正することが難しくなります。人によっては、これがエスカレートしてしまう場合もあ

091

り、パワハラはその典型例です。パワハラ課題者にも、「その人にとっての真実」があると認識し、誰かがその真実に思いを寄せた時、何かが少しずつ変わり始めると筆者は信じています。

《事例：他責思考と論戦弁舌型の人に（１）》
私立総合病院　F医師　40代（男性）

頻繁なトラブルと処分の要望

　F医師は患者さんのことを第一に考える医師で、そのゆるぎない思いは大変素晴らしいのですが、自らの完璧主義と正論を過度に主張するコミュニケーションが、他の医師との間で頻繁にトラブルとなっていました。彼の論戦スタイルはしばしばパワハラとみなされ、複数の医師から「彼とは一緒に仕事ができない。処分を要望します」との訴えが上がっていました。病院側はこの事態を重く見て、双方の話を聞いた上で適切な処分を行いました。

　この病院は、病院長自身がコーチングを受けていましたので、病院長がF医師にもコーチングを勧めました。F医師はコーチングを受け入れ、3週間に1回のセッションを通じて打ち解けるようになりましたが、「その人にとっての真実」に触れようとすると、F医師は心の扉をかたくなに閉じ、相手を責める発言に終始する傾向でした。しかし、時折ぽつりとつぶやく言葉に真実が垣間見え、その言葉を決して聞き逃さずに、根気強く対応を続けました。

①客観的事実の明確化（文章化・図解化）

　毎回のセッションでは、F医師が語った内容の客観的事実を整理し、文章や図解にしてＡ４判１枚にまとめて提示します。セッション冒頭で「前回のセッションでは、このように話していましたね」と用紙を見せて確認します。これは、裁いたり責めたりするためのシートではなく、「前回の

あなたの話をしっかりと聴き留めました。支援するための客観的なシートです」という目的での提示です。

　もちろん、「今のあなたの発言は他責に感じます。あなたはどう思いますか？」とはっきりとフィードバックする欧米型のコーチングアプローチも存在します。しかし、パワハラが問題となるケースのほとんどは、自分に向き合うことを避けている様子が見受けられます。そのため、そのアプローチでは逃げ場をなくして反感を抱かれやすく、一度反感を抱かれると、信頼関係の構築に何倍もの時間を要してしまいがちです。

　そこで日本型コーチング®では、心が整い、信頼関係が構築されるまでに少々の時間をかけるようにしています。それが「設え」であり、「急がば回れ」という日本の文化や日本人の気質に適すると考えているからです。

　これにより、Ｆ医師は自分が同じ他責発言を繰り返していることや不適切な言動であることに、次第に自ら気づき始めました。ある時点でＦ医師は、「どういうコミュニケーションを取れば、もっと良い人間関係を築けるのか、私にはわかりません」と率直に相談してきました。

　「わからない」と素直に言葉にすることは、心の鎧を脱いで、自分に向き合う心が芽生えてきた証拠です。この時こそコーチは共にいて、一緒に考える支援を行います。

②即時のフィードバック

　フィードバックはタイムリーに行うことが重要です。もちろん、時と場合を選ぶ必要はありますが、ポジティブなフィードバックもネガティブなフィードバックも、時間が経過してから伝えても効力が弱いものです。その時その場で伝えることが重要です。

　Ｆ医師にはコーチングスキルを教え、対話を通じて新しいコミュニケーションの形を共に考えていきました。時に彼は、女性の筆者には強い口調で論戦を展開することがありました。その際には臆せずに冷静に「急にスイッチが入ったようににらまれて、一方的に責めるように威圧されるようで、怖いです。もし、普段からこのようなコミュニケーションを取られているとしたら、周囲の人も同じ気持ちになると思います」と率直にフィード

バックをしました。これにF医師は「怖いですか」という言葉と共にうつむき、内省していました。

③「やらないこと」を決める

「患者さんのために」という熱意の姿勢は、医師として尊敬する在り方です。しかし、それが過度になり、自分の完璧主義や正しさの物差しで共に働くメンバーを測り、その基準を押し付けるのはトラブルのもとです。「このことも彼に注意しなければ。彼のあの行動も間違っている」と目くじらを立てること。また、相手によかれと思っての指導も、患者さんのためにという自分の正義感や使命感も、注意の頻度や内容が度を越えて、押しつけがましく相手に強要すればパワハラになります。

F医師やパワハラ課題者に限らず、仕事に対して積極的な熱意とエネルギーを持つ人には、ある傾向があります。それは、何事においても「増やす（増加させる）」傾向です。熱意もエネルギーもとても素晴らしいことですが、その増加した状態が当たり前となり、過剰・過度へと転じて、後戻りできない状況に陥っていることがしばしば見受けられます。そして、そのことには自分一人ではなかなか気がつかないものです。そこで、コーチングでは、思考や行動の整理として、「減らす（減少させる）」ことをコーチと共に描いていきます。これは、熱血仕事人間タイプの人が内省するために、とても大切なコーチングアプローチです。F医師とは「やらないこと、しないこと、減らすこと」に焦点を当てて話し合いました。

F医師は、①これまで人に頻繁に押し付けていた自分の主義を、相手に言わないようにする、②これまで自分一人で突っ走って相手に要求していたことを、まず上司に相談してから行動するようにする、などをコーチとの対話によって、自分で考えて決めました。そして、それを病院長にも自分の口で伝えたことで、F医師の成長を病院長も高く評価しました。

誰かにやらされるのではなく、自らの意思で決めて、自ら宣言をすること。これが人の行動を良い方向に向け、行動を加速させるコーチングのサイクルです。

以上の3つの方法により、F医師は自身の問題行動を理解し、改善へと向かうきっかけを得ることができました。

ラストセッションでの大きな変化

　1年半にわたるコーチング最終セッション。直観で感じるところがあり、F医師に問いかけました。

　「今日は最終セッションですが、これまでに言っていないこと、最後に話しておきたいこと、相談したいことがあれば、ぜひ話してくださいね」

　すると、これまでは自分の失敗話や弱みを話したがらなかったF医師が、一瞬の躊躇もなく「実は」と、最近の治療での話を始めました。F医師は苦しそうな表情で語り、かなり落ち込んでいるとのことでしたので、重い気持ちを超えていくために必要な思考法を伝授し、彼の強みを伝え、心を込めて励ましました。F医師は重い気持ちを話せたことで表情が和らぎ、少し楽になった様子でした。

　そこで、「これからはコーチングで支援することはできませんが、今後、院内でこの人なら力になってくれそうとか、この人と話すと気持ちが楽になるとか、そういう人はいますか？」と尋ねました。F医師には、味方と感じられる存在を思い出すことで、思考を一歩前に進める必要があったからです。「助けてくれる人はいますか？」という問いは、膠着した状態の思考に新しい視点を呼び込みます。

　すると、「やはりそれは、同じ科のメンバーです。私の気持ちをわかってくれます。今回も優しい励まし方をしてくれました。仲間だと改めて思いました。感謝の気持ちです」

　F医師の、職場仲間への謙虚な感謝の姿勢に、彼は自ら「最も大切なこと」をつかんだのだと感動したラストセッションでした。

コーチングポイント

　最も重要なポイントは、第3章4節でも述べた「頭はクールに、心はホットに」という姿勢で、決して諦めずにコーチングを続けた点です。

競争社会で生きる同士は、時にマウンティング姿勢を生みがちで、それがパワハラ要因の一つにもなります。「人生は勝ち負けではない。誰かを頼ることや助けを求めることは弱さでも負けでもない。むしろ、自分の弱さに向き合い、それを受け容れることで人間力のある医師になれる」という考え方を基盤に、粘り強く支援し続けたことが、F医師の心に小さな灯をともしました。
　1年半の間には、ため息をつきたくなる時期もありました。しかし、いかなる時も粘り強く向き合ったことと、どんなに鎧をつけて強く見せている人にも弱さがあり、そこに直観が働いた時にいかに温かく支援できるかで、人は大きな人間成長を果たすことを、F医師から学ばせてもらった清々しい気持ちのコーチングでした。

《事例：コーチングで訴訟回避》
私立総合病院　G医師　40代（男性）

医療事故の発生

　G医師は非常に優秀で、医療技術が高く患者さんとのコミュニケーションも良好です。彼は経営にも大きな功績をあげていますが、院内のスタッフへの言動が威圧的で、「パワハラだ」との不満の声が多く、関係性の悪さから生じたコミュニケーションエラーによって、医療過誤が懸念される事案が発生しました。彼の人生で初めての窮地でした。
　病院長と事務長の判断でコーチングで支援をすることになり、オリエンテーションでは、G医師は「なぜ自分だけが責められるのか、納得がいかない。自分に非は一つもない」と怒りを露わにし、他責の姿勢で話を続けました。彼の感情的な発言は約2時間半にも及び、筆者は通常の倍の時間をかけて丁寧に傾聴することに徹しました。というのも、彼の言い分にも「共感できる部分」がいくつもあったからです。

説得しようとせずに

　相手が感情的な時に信頼関係を築くには、「説得しようとせず、納得まで待つ」ことです。そのために深く傾聴し、共感できるポイントを見つけて伝えます。初回は傾聴に加えて、G医師の責任感が強いリーダーシップへの承認を伝え、強すぎる言語表現がコミュニケーションエラーを招いていることへのフィードバックも率直に伝えました。G医師は自身の怒りのマネジメントに葛藤を抱えていたため、コーチングで自分の話を長時間にわたって丁寧に傾聴される体験をしたことで、心が穏やかに落ち着くことを感じ、「ぜひコーチングを受けたい」と自ら望んでスタートしました。

パワハラ言動の真実

　病院側から迅速な行動改善が求められたため、2カ月間で週に一度、計8回という通常よりも頻繁な期間でのセッションを実施しました。G医師は素直な性格でしたので、深層対話を通じて自らの真実をさまざまに語り、家族に心配をかけたくないという家族思いや、体育会系のコミュニケーションスタイルが悪気なく日常化していたことなどを共有しました。彼にとって、威圧的な態度や言動は、共に難局に挑むチームのイメージの鼓舞する誇張表現であったことや、過去にコミュニケーションで誤解をされた経験からの防御反応であったことも明らかになりました。

　信頼関係が構築された定期的なコーチングによって、「自分のコミュニケーションと態度は、院内のメンバーには強烈過ぎる。もっと良い関係性で仕事をしたい」という気づきに至り、反省も生まれました。G医師は円滑なコミュニケーションスキルを学ぶことにも積極的に取り組み、みるみるうちに、言動も態度も改善していきました。

顕著な改善で、訴訟回避

　問題となった事故に関しては、病院側の徹底した調査によって医療過誤ではないことがわかり、それを踏まえた上で、どのようなコミュニケーションを取るべきかをコーチングの時間に事前にシミュレーションもして、ロールプレイも行い、準備を整えました。最終的に、G医師が患者家

族に真摯に対応したことで、訴訟問題も回避できたという最善の結果をもたらしました。

　この短期間での顕著な改善は、G医師の努力の賜物です。「コミュニケーションの重要性をしみじみ感じました。自分が使っている言葉の当たり前と、人の当たり前は違うのですね。コーチングスキルをもっと早く知っていればなぁ」と、身を縮めて恥ずかしそうに笑っていた顔が人柄を感じさせました。

コーチングポイント

　G医師へのコーチングのポイントは、特に3つです。

　1つ目は、コーチングに入る前に徹底的に傾聴し、説得しようとせずに納得するまで待ったことです。人は、自分の話を徹底的に聴かれるという経験を日常でなかなか持つことがありません。「今日は、G医師の気が済むまで徹底して聴こう」と覚悟して傾聴したことが、信頼関係を築く大きなポイントとなりました。

　2つ目は、コーチングの時間にシミュレーションとロールプレイを行い、丁寧な準備を整えたことです。人は、誰からも責められて四面楚歌の状況に陥ると、どう振る舞えばよいのかすらわからなくなり、パニックに陥ることがあります。そんな窮地に、心の港となって共に考え、練習し、伴走する支援者がいれば、素直に努力しようという気持ちが湧いてくるものです。この準備が訴訟回避に至る大きな要因となりました。

　そして3つ目は、彼の無限の可能性を信じ続けたことです。「パワハラに無限の可能性？」と訝しく思われるかもしれませんが、初めて人生の窮地に立ったG医師にとって、それは人生を歩み直す再生（リ・ボーン）の機会でもありました。これは脱皮と成長の時期ともいえます。苦しんだ先にある未来の彼を信じること。コーチが持つ「信」の心は、クライアントの未来を自ら変える力を持っています。

《事例：コーチングで患者さんの苦情激減》
私立総合病院　H医師　50代（男性）

患者の苦情が最も多い医師

　H医師は長年、笑顔がなく、患者さんやスタッフに対して怒鳴るコミュニケーションを取っていました。この態度は職場の人間関係に不協和音をもたらし、院内で患者さんからの苦情が最も多い医師になっていました。

　ある日、H医師は希望者制で開催されたコーチング研修に参加してきました。この研修は、筆者のコーチングを受けていたJ医師が、組織風土の改善を目指して実践に移したコミュニケーション改革の一つでした。職員約400人のうちの参加者30人ですから小規模でしたが、当初コーチング研修に難色を示していた病院長をはじめ、医師、看護部長、看護師、検査技師、栄養士、事務員など多職種の人々が自主的に集まったことは改革の大きな第一歩でした。

誰もが驚く、変化への宣言

　1回目のテーマは「傾聴」。研修での傾聴体験ワークを通じて、H医師は話を聴かれないことの寂しさを実感し、「患者の立場に立つ」ことの重要性を認識しました。研修の終わりに、彼は手を上げて、全員に向けて心を開いた発言をしました。

　「皆さんは、私がこの研修に参加したことにびっくりしているでしょう。おそらく、ここにいる誰もが私のことが嫌いでしょう。でも、今日ここに来て初めてコーチングの話を聴いて、私はこのままではダメだ、自分を変えようと本気で思いました。私のコミュニケーションは間違っていた。これからの私の変化を見ていてください」

　誰もが驚くH医師の宣言でした。年齢を重ね、社会的地位も立場もあると誰もが自分の非を人前では認めたくはないものです。この瞬間、H医師の真摯な変化に、参加者は深い感動を覚えました。

099

承認の表彰式

　コーチングは支援です。この時こそ心の底から承認を伝えることが重要です。攻撃的なコミュニケーションを取る人ほど、時には原点回帰をするような「母性的な技法」で接することが大切です。

　最後に表彰式として、「私のあだ名は子どものころからキューピーです。このキューピー人形は、私がエールを送りたいと思う方にMVPの気持ちでお渡ししています。今日のMVPはH先生です。素晴らしい自己開示は、本当に勇気が必要だったことでしょう。H先生のおかげでこの研修が大変意義深い場となりました。ありがとうございます。記念にこの人形をもらってください」と述べました。H医師は満面の笑顔でキューピーを受け取り、全員が柔らかな空気で拍手を送りました。

自ら考えた行動改善

　研修のたびに傾聴や承認を体感したH医師は、その後、自ら考えた行動改善を2つ実行に移しました。
・患者さんの目を見て話すこと（患者さんの目を見ていなければ、キューピーが自分を見ているという仕組みで意識：図表10）
・1日の外来診察最後の患者さんには、じっくりと話を傾聴すること

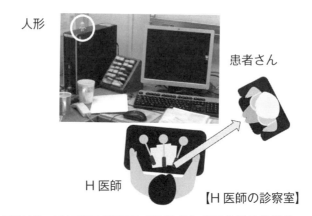

図表10　H医師の診察室／患者さんの目を見る仕組み

生きづらさからの解放で、苦情が激減

行動初日、最後の外来初診の患者さんは80代女性で、「病院でこんなに話を聴いてもらったのは初めてです。優しい先生、ありがとうございます」という感想をもらい、彼は素直にうれしいと感じて毎日実行するようになりました。

Ｈ医師は２回目３回目の研修も、他の参加者と温和なコミュニケーションを取ることに努め、ありのままの自分を温かく受け容れられる空気が楽しそうでした。

全３回の研修を経て、Ｈ医師は「ありのままで生きる」ことを決意し、外見においてもありのままの変化を見せ、自己受容を促進しました。彼の行動はすべて自らの意思であり、自律的な変化でした。結果として、患者さんからの苦情は激減し、Ｈ医師自身も長い年月抱えていた「生きづらさからの解放」を果たしました。

コーチングポイント

Ｈ医師へのコーチングポイントは、研修中に筆者が何度もＨ医師の「目を見てうなずいたこと」です。つまり、（私はあなたを見ています。たくさんの人の中で、あなたのことを気にかけています。あなたの話を聴きたいと思っています）ということを、アイコンタクトによって伝え続けたのです。彼が自分の話をしたくなる土壌を、アイコンタクトを通じて創っていったといえると思います。

現に、最初はＨ医師の目は泳ぎがちでしたが、次第にしっかりと筆者の目線に応える目線を返してくるようになり、筆者の話にうなずくようになり、彼がうなずいたら筆者もうなずくという呼応のやりとりを自然に交わして居心地の良い場を創り、彼の宣言への背中を押しました。

「目は口ほどにものを言う」と言いますが、アイコンタクトやうなずき、相づちなど「ペーシング」と呼ばれる非言語コミュニケーションは、相手の安心感の醸成に大変重要な役割を果たします。

3-9 パワハラへの具体的なコーチング技法

　具体的なコーチング技法はさまざまありますが、ここでは2つの具体的な技法を深掘りします。6節であげたパワハラ課題者が身につけるべき思考と関連付けた技法です。
①省察的思考：自身の言動や行動を振り返り、内省する能力
②感情の自己管理：感情、特に怒りや不安をコントロールし、心の平穏を保つ技術
③共感的リスニング：相手の言葉だけでなく、感情にも耳を傾け、真の理解を目指す姿勢
④柔軟性のある思考：自身の固定観念をいったん脇に置き、新たな視点や意見を受け容れる柔軟性

技法①：目標設定の明確化

　まず、コーチングのプロセスとして大切な「目標設定の明確化」があります。パワハラ課題者が備えるとよい①省察的思考のプロセスとしても不可欠です。

　筆者は、ビジネス現場におけるコーチング（以下、ビジネスのコーチング）では、「対象者の周囲の人々（上司、部下、同僚）からのインタビューやアンケート（記述式・点数式）」を、コーチングの事前と事後に実施し、コーチングのビフォーアフターをはっきりと対象者にも組織側にも示しています。

　ただし、誰がどの回答をしたかが特定されないように、データの集計は大変慎重に行います。特にパワハラ課題者の場合、「自分に非はない」と主張して自己反省を避ける傾向があるため、周囲からの正直な意見を知らせることで、自身の行動の影響を理解し始めます。コーチングに目標設定は欠かせません。このデータ結果と自分の気持ちの

両方で、本人がコーチングの目標を設定します。これは、単なる「やらされ目標」ではなく、「自分で選んだ目標」でなければなりません。これが、パワハラ課題の改善における成功のカギとなります。

ビジネスのコーチングでは、明確な成果が証明されることが必須です。クライアント（コーチング対象者）は組織からコーチングを受けるための投資を受けており、単に「自分は変わった」と感じた自己評価だけでは不十分です。「明らかにあの人は変わった」と他者が認識できるまでの変化が見られなければ、それは真の成果とはいえません。特にパワハラ課題者にとっては、実際にパワハラ行為がなくなることが、成果の最も確かな証しです。これはコーチにとっても、非常にハードルの高い真剣勝負です。

また、①省察的思考の技法としては、本章8節の事例《他責思考と論戦弁舌型の人に（1）》で触れた「客観的事実の明確化（文章化・図解化）」と「即時のフィードバック」も非常に効果的です。

パワハラ課題者はしばしば、相手の立場に立つことができておらず、客観的な視点が不足しています。これらの技法を用いて、パワハラ課題者に自身の行動を客観的に提示することで、他者の立場を理解することが可能になります。この技法によって、行動の改善につなげていくことは極めて重要です。

技法②：軸を振る

次に、「軸を振る」という技法を紹介します。コーチングにおけるダイナミズムは、現在の状況にとどまらず、「柔軟性のある思考」を拓く点にあります。この技法の一つは、立場軸・時間軸・制約軸・空間軸という4つの変化軸を活用し、軸を振る質問を投げかけること（図表11）で、パワハラ課題者に相手の立場に立つことを想像させ、考える機会を提供します。

例として、本章8節のF医師のケースを挙げてみましょう。

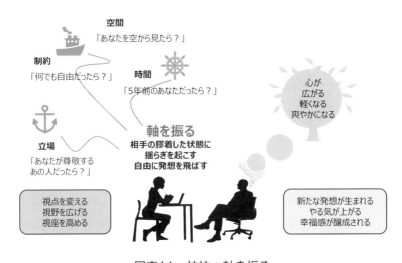

図表11　技法：軸を振る

《事例：他責思考と論戦弁舌型の人に（２）》
私立総合病院　F医師　40代（男性）

　F医師は患者さんのことを第一に考える医師で、そのゆるぎない思いは大変素晴らしいのですが、自らの完璧主義と正論を過度に主張するコミュニケーションが、他の医師との間で頻繁にトラブルとなっていました。彼の論戦スタイルはしばしばパワハラとみなされ、複数の医師から「彼とは一緒に仕事ができない。処分を要望します」との訴えが上がっていました。病院側はこの事態を重く見て、双方の話を聞いた上で、適切な処分を行いました。

軸を振る質問例

　このケースで、軸を振る質問の例です。
《立場軸》
　①院内でコミュニケーションが上手だと思う人はいますか？　その人はどんな人ですか？　その人なら、どんな言い方をすると思いますか？

第3章　パワハラ課題の新戦略：日本型コーチング®

　②もしあなたが当事者ではなく、病院長の立場だとしたら、この問題をどう感じて、どのように解決すると思いますか？

《時間軸》

　①あなたは「３年前までの職場の人間関係はとても良好だった」と言っていましたね。その良好な時期のあなたは、現在のコミュニケーションとどう違っていたと思いますか？

　②今回のトラブルが起こる直前に時間を戻せるとしたら、あなたはどんな態度や言動を取ったと思いますか？

《制約軸》

　①もし、現在の不穏な人間関係がこのまま３年間続くとしたら、どう感じますか？

　②職場内の関係性をより良くするために、なんでも自由になると仮定したら、どんなことをやってみたいですか？

《空間軸》

　①ちょっと、窓から見える空に目を向けて、そのまま答えてください。もし空に、もう一人のあなたがいるとしたら、今日のあなたになんと声をかけると思いますか？

　②もし、あのトラブルの現場に、より俯瞰的で冷静なもう一人の自分がいるとしたら、どんな対応をしたと思いますか？

　これらは普段の会話では使われないような質問で、違和感を感じる人もいるかもしれませんが、コーチングでは普段考えないような質問をすることで新たな思考回路を拓きます。もちろんパワハラの場合は、真剣に自分に向き合い、反省し内省することが大前提です。とはいえ、過剰に深刻になると思考が固まってしまいます。

　パワハラが問題となっている事態は、立場的にも本人の心もネガティブになっているものです。パワハラを二度と繰り返さないためには、対話を通じて意識的に思考の枠を広げ、別の枠組みでよりポジティブに捉え直し、今後の自分の役に立つ思考を抽いて解決策を模索していくことが必要です。心理学用語でこれをリフレーミング[11]といいます。

105

この思考の転換がコーチングを受けた感想で「心が軽くスッキリした」「改善する勇気が湧いた」「暗い気持ちだったが、明るくポジティブになれた」と言われることが多い理由です。
　これらいろいろなコーチングの技法によって、パワハラ課題者はさまざまな視点から物事を見るトレーニングも積み、実際の現場でこれらのスキルを活かす準備をします。
　パワハラ課題者は自己の行動や思考パターンについて深い理解を得るとともに、その気持ちを継続できるように心がけていきます。パワハラ課題者の改善は、組織全体の健全なコミュニケーション風土構築としても、選ばれる病院になるためにも、非常に価値があります。
　実際に、F医師に対してコーチング中に《立場軸》の質問を行いました。

《対話事例》
筆　者：院内でコミュニケーションが上手だと思う人はいますか？　その人はどんな人ですか？
F医師：院内では○先生と△先生ですね。二人とも本当に明るくて気さくに声をかけてくれる人たちです。落ち着いていて、誰とでも良いコミュニケーションが取れていてうらやましいです。
筆　者：たとえば○先生なら、今回のあなたの問題が発生したケースで、どのような言い方をすると思いますか？
F医師：今回も、私は怒鳴ったりしていませんよ！　相手が急に因縁をつけてきて、一方的に言ってきたんです！　大体、あの先生はいつも……（他責の話が続こうとするので、中断のスキルを使って話を元に戻し、軌道修正を図ります）。
筆　者：いえ、私が尋ねているのは仮定の状況です。たとえば○先生だっ

---

11) リフレーミングとは、臨床心理学で患者の治療・カウンセリングに用いられてきた神経言語プログラミング（Neuro-Linguistic Programming: NLP）の重要な概念の1つである。ある状況、経験、出来事、考え、および感情に対する個人の見方（捉え方）を特定し、これらに対する今までのネガティブな捉え方＝枠を離れて、別の枠組みでポジティブに捉え直す（re-frame）ことからなる心理学的手法と定義されている。

たら、どのように対応すると想像しますか？　と尋ねています。

F医師：そうでしたね。もし〇先生だったら、感情的にならず、相手の話をまずは聴くでしょうね。患者さんもそうですけれど、聴く姿勢をこちらが取れば落ち着きますからね。それに自分自身も落ち着くかな。

筆　者：まずは聴く。その姿勢は非常に大切ですね。

F医師：多分、△先生もまずは落ち着いて聴くでしょうね。そういうのが私には難しいのです。患者さんにはできるのですが、医師同士だとできない。医師には時間の無駄と思って、すぐに反論してしまうからトラブルになるんでしょうね。

筆　者：時間の無駄と感じるんですね。でも、患者さんにはできていますね。F先生が話を聴いてくれると、患者さんは安心なさるでしょう（笑顔）。それに、医師全員にできないわけではないですよね？

という形で、立場軸の質問によって穏やかに対話を広げていきました。

　この時点で、ロールモデルになり得る医師ならば「まずは聴く」というアプローチをとるだろうと、F医師は自らイメージして改善策を見いだしたわけです。F医師の中で、落ち着いて相手の話を「まずは聴く」という意識が生まれた瞬間です。これが、意識改革の第一歩になります。

　コーチングは「イメージする力を伸ばす、右脳開発のアプローチ」でもあります。仕事では左脳中心で物事を進めがちですが、右脳を開発することで、バランスの取れたより良い人間力形成がなされます。

技法③：承　認

　そして、第1章4節でも述べましたが、決して忘れてはならない技法が「承認（acknowledgement）」です。「技術」ではなく「技法」という言葉を使って表現しているのは、単なるスキル以上の、温かな心を伴った、より深い概念として捉えてもらいたいからです。承認はその最たる技法です。

　たとえば、「技法②　軸を振る」の対話事例の中にも承認は登場してい

107

ます。
　F医師が紡ぎ出した「まずは聴く」という考えに対して、「まずは聴く。その姿勢は非常に大切ですね」と、復唱した後に承認しています。
　また、F医師が話を聴くことを「患者さんにはできるのですが、医師同士だとできない」と正直に話したことを尊重して、「患者さんにはできていますね。F先生が話を聴いてくれると、患者さんは安心なさるでしょう」とポジティブな解釈を交え、他責思考の話に戻らないように患者さんの立場に立つという異なる視点に軸を振って、患者さん思いの姿勢に、笑顔を添えて承認を伝えています。
　実際、F医師は「患者さんは、私が話を遮らずに聴くと、ホッとした顔をしますね。それが医師に対してもできるようになりたいです」と笑顔になりました。これが、承認の持つ最大の力です。承認されることによって心が広がり、「医師に対してもできるようになりたい」という肯定的でポジティブな未来思考に発展しました。
　また、F医師との別のセッションでの対話も紹介します。

《対話事例》
　F医師の行動を別の角度から見て解釈すると、「人とコミュニケーションを積極的に取りたい」という熱意の表れでもあります。彼はコミュニケーションを諦めてはいません。その点を認め、受容する形で対話をしました。
F医師：医師同士は患者さん第一で、意見を言い合って最善の治療を目指すべきだと思うのです。それは医師の義務ですから。さらに"人として"正しいことを伝えるべきですよ。だから、相手が間違っていることに対しては「あなたは間違っている」と厳しく言って当然でしょう。
筆　者：なるほど。お話を伺いながら気づいたのですが、F先生は"人が好き"なのですね。先生は私よりも人が好きという気持ちが強いと感じました。だからこそ、人と積極的にコミュニケーションを取りたい、熱意を持って関わりたいと思っているのですね。
F医師：ええ、確かに。人のことは好きですね。もっと皆と楽しくやりたいです。

筆　者：それならば、人それぞれの違いを認め、少し"こうあるべき"という考えを緩める必要がありそうですね。「べき」という言葉を繰り返していますよ。新しいコミュニケーション方法を学んで足して、より良い人間関係を築き、楽しい人生を送るのもいいですね。
Ｆ医師：そのとおりです。それが理想ですね。そうなりたいです。

　これらの事例からもわかるように、承認はコーチングの中で非常に大切な技法です。それは、自己変革への道を照らす光です。パワハラ課題者にも、「その人にとっての真実」として、医師としての患者さん思いやプロフェッショナリズム、使命感や責任感など、批判される事象だけではない多面的な側面が存在します。
　改善への道を共に歩むためには指導や厳しい介入の真剣勝負もある一方で、パワハラ課題者の真の心の声を聴き、承認がその道を照らす光となることを強く信じています。

コーチングポイント

　事例の中に多くのポイントが書かれているため、ここでは簡単な解説にとどめます。
　何事にもプラスの面とマイナスの面が表裏一体で存在するように、「解釈力」や「言い換え力」がコーチングをポジティブで前向きなものに変えるカギとなります。
　事例にあるように、Ｆ医師が自分の正論を主張する姿勢は、押しつけがましさといったマイナス面にも捉えられますが、それを「人が好きで関わりたいという熱い思い」というプラスの面として解釈することができます。瞬時に解釈の視点を広げる力や言い換える力を日常で磨くことが、コーチングをより良い成果につなげていきます。

第 **4** 章

病院コミュニケーション改革の構造

4-1 コミュニケーション改革の必要性

コミュニケーションの危機：現場の切実な声

先日、ある病院の事務長から聞いた話です。

「別の法人グループに属する病院で、医師のパワハラが原因で看護師5人が集団で退職しました。しかも、退職代行サービスを利用してのことだそうです。メンタルを病んで看護職から離れる人もいるとのことで、本当に難しい時代になったものです」

さらに、別の病院の医療安全管理室長の医師はこう言いました。

「コミュニケーションがいかに難しいか、というのは日常茶飯事です。よかれと思って言った若手への指導が、ハラスメントと受け取られるかもしれないという不安が常にあります。場合によっては、私たちの病院を飛び越えて本部に訴えられることもありますからね。皆、何も言わないほうがマシだと愚痴っています」

すべては効果的なコミュニケーションから

多くの医療従事者がコミュニケーションの難しさを日々痛感しています。コミュニケーションの問題は、業務効率だけでなく、患者さんの安全にも深く関わっています（図表12）。

近年の医療は高度化、専門化が進み、一方で医療過誤のリスクも増大しています。ミスの多くが情報の伝達不足や誤解から生じているため、より良いコミュニケーションが医療安全には欠かせません。

加えて、異なる専門を持つ医療従事者間での情報共有の必要性も増しています。しかし、伝統的な上下関係や部門間の壁、多様な価値観や世代間ギャップ、そして本書のテーマであるパワハラ課題などが存在するため、効果的で生産的なコミュニケーションが妨げられること

第4章 病院コミュニケーション改革の構造

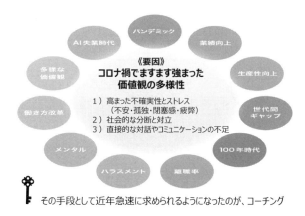

図表12　今、なぜコーチングが求められるのか？　時代背景と社会課題

も少なくありません。さらに、病院内の働き方改革や職員間のストレス軽減、チームワークの向上も、すべては効果的なコミュニケーションから始まり、コミュニケーションの障壁は、さまざまな問題を引き起こします。

病院組織におけるコミュニケーション改革には、いくつかのアプローチが考えられますが、まずは病院長と経営層からの推進が基本と考えます。第4章では、このコミュニケーション改革の構造を事例も含めて説明していきます。

4-2 多様なリーダーシップとコーチング

変わりゆくリーダーシップの潮流

　昭和時代のカリスマ型やトップダウン型のリーダーシップとは異なり、現代のトップ層はどの業界でもサポーティブで、温かく親しみやすい共感型リーダーシップのスタイルが多くなっています。昔の人から見れば、「押しが弱いんだよ」とお説教の一つもしたくなるかもしれませんが、現代の組織では大変活躍を見せています。リーダーシップにはさまざまなスタイルがあり、どれが良くてどれが悪いというものではありません。

世界のリーダーシップ論に学ぶ

　著名な『ビジョナリーカンパニー』シリーズなど、世界のリーダーシップ論で必ず言われていることがあります。それは、リーダーシップは人それぞれの性格によって異なり、他の誰かになろうとしたり、自分にそぐわないスタイルを無理に身につけたりする必要はない、ということです。大切なのは、その人らしいリーダーシップ・スタイルを見つけ、身につけることです。

　多くの組織において、創業者や前トップが現トップや次期後継者に対して、自分と同じ経営スタイルやリーダー像を過度に期待し、寛容になれない状況をしばしば目にします。つまり、無意識のうちに、自分のコピーのようになってほしいと求める傾向があるのです。筆者は、自分らしさと異なるリーダーシップを求められることに悩む現トップや次期後継者に対して、リーダーシップ開発のエグゼクティブコーチングを行う機会が多くあります。

　また、多様性が重視される時代において、マイクロマネジメントは

職員の成長を妨げ、萎縮した人材を生み出してしまいがちです。コントロールを目的としない、人間味のあるコーチ型マネジメントは、職員のやる気を醸成し、自分ではできないと思っていたような成果を出すレベルにまで引き上げることができます。リーダーシップもマネジメントも、新たな風が吹いている時代といえるでしょう。

日本の心理学に学ぶ

　日本の心理学の第一人者河合隼雄氏が、次のように語っています。
　「すごいカウンセラーというのは、研究者で勝負師で、芸術家だと言えます」[12]
　筆者は、コーチもこの3つの姿勢が非常に重要であると考えています。
　まず、「研究者」として、人間の心理について学び続けることが必要です。筆者は心理学の勉強を怠らないようにしていますが、子どものころからの趣味である映画鑑賞を通じて人間の深層心理を追体験し、人間の心を見つめ見極めていくことも研究の一環としています。「このクライアントの心理は、あの映画のあのシーンの主人公の心理に通じるのではないか」と感じることが多くあります。
　また、「勝負師」としての姿勢も不可欠です。人の心という深淵さに向き合う際には、勝負師精神がなければ務まりません。ここでは認め受け容れ、ここでは引き下がらず斬り込む。コーチングのどの局面においても、一つひとつが真剣勝負です。特に、パワハラ課題者に対するコーチングでは、この勝負師としての姿勢が必要不可欠です。
　そして、「芸術家」であることも求められます。どのようなイメージを描き、どのような言葉で表現するのか。どんな細部のディテールがあり、どんな全体像からこの事象が生じているのか。それはまるで

---

12) 河合隼雄著, 『河合隼雄のカウンセリング教室』株式会社創元社, 2009年6月10日発行. p.167-168.

115

アートを描くような作業です。また、コーチングの対話の連なりは、JAZZ の即興セッションのようでもあります。たとえ事前にコーチングアプローチや戦略を綿密に練っていても、セッション当日に思いも寄らぬ相手の答えが返ってきたときには、その戦略を手放し、新たな流れに柔軟に乗りながら創り変えていく。こうした芸術的でダイナミックな感性が求められるのです。

　第6章の3節と4節では、勝負師としての日本型コーチング®の事例を紹介しています。ここでは勝負の意味を伝えるとともに、多様なコーチングアプローチを紹介するため、以下に少し異質のアプローチの企業事例も取り上げます。

《事例：人生の打ち上げ花火》
企業グループ会社役員　50代（男性）

　組織全体が時代の進化の波に立ち行かず、業績が低迷し、暗中模索の状態。画期的なイノベーションと強い リーダーシップが求められており、グループ会社経営層5人に対して通常の契約とは異なる1回限りのエグゼクティブコーチングを実施したいという依頼でした。経営層からは、グループ会社への出向に忸怩(じくじ)たる思いがあり、恨み節も聞こえていました。

　その中に、大変知的な論理の達人Iさんがいました。グループ会社に来て2年目。エリートコースをひた走って来た経歴と、スマートで品のある仕事をして来られた様子。顎の線や眼鏡の選び方に涼やかなニュアンスを感じる読書家でした。Iさんは語り始めました。

Iさん：上西さんだから言いますけど、今さら時代を戻りようはないんですよ。もう社内で、真から信じ合うなんてこと、できないですよ。

　静かな口調ですが、ここに至るまでの地獄絵図が想像されました。笑顔の目線は落ち気味で、投げやりな空気で声に力もありません。

Iさん：みんな、どういう目標でコーチングってやるんですか？

筆　者：人それぞれです。いろいろな目標、目的で行います。ですが、コーチングの良さは人生全般の支援にあります。50代の方々は仕事のご相談もさることながら、今後の人生を見つめる時間になさる方も多いですね。
Ｉさん：ああ、そうだね、私もそれがいいな。

　初めて目線が正面に、どんと来ました。好きな読書の話が続き、そのような会話を求めている孤独が見えましたが、それだけではこの施策の本質ではありません。残り20分となり、私は声色を太く変えて勝負に出ました。

筆　者：結局、どこにいても、何をしても、人間はどう生きたいかってことではないんでしょうか。

　Ｉさんの目がじろりと筆者を見据えました。

筆　者：会社生活、残り２年と仰いました。この人生、どう生きてもご自分の人生です。残り２年で、Ｉさんの人生の花火を大きく打ち上げてはいかがでしょうか。

　その瞬間、Ｉさんの顔に尖ったきらめきが光りました。

筆　者：リーダーシップにおけるＩさんのカラーは、色にたとえるならば何色ですか？
Ｉさん：原色ですよ！　ビビッドな原色です！　皆、知らないんですよ。私の色はビビッドな黄色や、赤や、黒なんですよ！　曖昧な色ではなく。

　涼やかな人が、泥くさく熱く言い放ちました。

筆　者：この４月から、お役目が２年目。そして、残り２年。Ｉさんの原色の黄色や赤のはっきりとした花火を思いきり上げてみるというのはいかがでしょうか？　僭越ながら、その思いきり上げる背中をお見せになることこそが、先ほどからかわいいと仰る部下の方々の育成ではないのでしょうか。Ｉさんのその背中を、ビビッドな色を、たった90分のセッションでも「見たい」と私が思うように、部下の皆さんも会社も、見たいと期待していると思います。今まで培って来られたキャリア、その厚いご経験からあふれる人間力こそが、その諦めないビビッドなリーダーシップこそが、Ｉさんカラーだと心からそう思います。

Ｉさん：見せてやりますよ！　花火。大きく打ち上げてみせますよ。

彼の最後の言葉と表情は、一生忘れられない私の宝物となりました。

コーチングポイント

「どうすれば相手のモチベーションを上げることができますか？」という質問をよくいただきますが、その答えは千差万別です。承認や傾聴、受容がモチベーションを上げることもあれば、Iさんのように、イメージへのアプローチやコーチの勝負心がやる気に火をつけることもあります。要は、コーチングを行う側が、いかに相手をよく観察し、豊富なバリエーションを持つかです。

少し恨み節があり、投げやりな気持ちがかげる読書好きのIさんには、思い切って「色」や「花火」といった鮮やかなイメージを描く右脳にアプローチする勝負に出ました。たとえ1回限り、90分という限られた時間の出会いであっても、人生は一期一会です。コーチングの時間を、ただ会社からの指示で形式的にこなすのではなく、「リーダーとして自らを着火する時間」にしてほしいと心から願ったからです。

一期一会の小さなきっかけの時間が、その人の仕事人生にやる気の火をともすことができ、残りの会社人生をよりパワフルで豊かなものにしようと考え直すきっかけとなり、それが結果的に部下たちの人生にも幸せな影響を与えるとしたら、コーチとしてこれほどうれしいことはありません。

4-3 組織の成功：改革ポイント

「関係の質」の向上から始めよう

　人と人との関係性。人の数だけ関係性はあり、職場の人間関係には誰もが大なり小なり難しさを感じたことがあるでしょう。経営マネジメントの視点から見ると、関係性の良し悪しは生産性に直接影響を及ぼし、結果の質に大きく関わっています。したがって、病院長や経営層はこれを見過ごすわけにはいきません。

　第3章8節で触れたG医師の事例のように、威圧的なコミュニケーションが周囲との関係性の悪化を引き起こし、それが医療過誤も懸念される事態につながるリスクがあることは現実です。本節では、このような組織内の関係性の課題に光を当て、改善のきっかけを考察します。

　ここで、マサチューセッツ工科大学のダニエル・キム教授が提唱する「組織の成功循環モデル」に注目しましょう。このモデルは、「結果の質」を高めるためにはまず「関係の質」を向上させることから始めようと説いています（図表13）。

グッドサイクルとバッドサイクル

　良い循環、すなわちグッドサイクルは、「関係の質」の向上を起点とします。メンバー間のコミュニケーションが改善され、相互理解が深まると個々の安心感ややりがいが増し、結果として「思考の質」が高まります。これにより「行動の質」が向上し、良い成果が生まれ、「結果の質」が自然と向上します。そして、このグッドサイクルでさらに信頼関係が強化され、「関係の質」を一層高めることに寄与します。

119

①関係の質が高まる
　↓
②思考の質が高まる
　↓
③行動の質が高まる
　↓
④結果の質が高まる
　↓
①関係の質が高まる
（循環する）

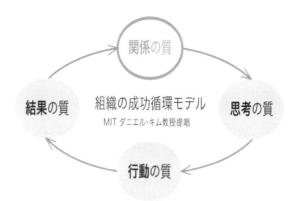

図表13　組織の成功循環モデル

　一方で、関係の質を起点とせずに、結果ばかりを追求するバッドサイクルでは、一方的な指示や責任の押し付けも生じ、「関係の質」が損なわれがちです。やらされ感で自ら考えないために「思考の質」が下がり、言われたことしかやらないという「行動の質」の低下を招き、結果として期待される成果も上がりません。このような悪循環は、組織内での信頼関係の欠如を招き、長期的には多大な損失をもたらすことになります。
　組織内でこれらの循環を理解し、どのようにしてグッドサイクルを促進するかを検討することが、今後の経営戦略において不可欠です。グッドサイクルを目指すコミュニケーション改革は、すなわち、病院を成功に導く改革です。

《事例：アサーティブ・コミュニケーションで改善》
私立総合病院　K院長　50代（男性）

　私立総合病院のK院長が取り組んだ「関係性改善に焦点を当てたコミュ

ニケーション改革」事例を紹介します。

　K院長が指揮を執る経営層は、それぞれが高い専門性を持ち、積極的に意見を交わし合う環境は存在していました。しかし、個々の強い個性と信念が衝突し、時には自己主張がエゴのぶつかり合いになることもあり、関係性の課題が一層複雑化していました。その結果、自由な意見交換のはずが、ギスギスした雰囲気を生むことがありました。

　K院長は、このような状況を放置せず、関係性の改善に真剣に取り組むことが組織にとって重要だと考えました。そこで、自身がエグゼクティブコーチングを受けながら、自分のエゴと向き合うこと・全体を俯瞰的に見ること・協働するチームを築くことに取り組みました。

　K院長がこれらの目標を達成するために、エグゼクティブコーチングでは２つのアプローチを行いました。１つ目は、コーチングの高度な技法である「関係性のコーチング」を実施し、関係性を俯瞰することです。２つ目は、自己主張が論争になりがちな状況を改善するために、K院長はコーチングで学んだ「相手を尊重する自己主張（アサーティブ・コミュニケーション）」を実践していきました。

　K院長は、衝突しがちなW先生に対して、次のようにコミュニケーションの方法を変更しました。たとえば、W先生から反対意見があった際、「いや、その考えは違いますよ」と即座に否定するのではなく、まず相手の意見を受け止めるコミュニケーションを意識して実行しました。「なるほど、W先生のその意見は若い先生方の総意であり、彼らの意見を反映してくださったのですね。ありがとうございます。勉強になります」というように返答することを心がけたのです。

　この方法は、即座に反応するよりも、相手の意見を冷静に整理し、自分の心を落ち着ける間（ま）にもなります。W先生も、自分の意見が受け止められたことで気分がよく、K院長の反対意見も聴いてみようかという心の余裕が生まれます。

　そこで、K院長は「W先生や若い先生方のご意見も大切にしながら、一方で〇〇〇のケースが頻繁に起きることも事実ですので、私はその点にしっかりと注意を払いたいと考えています。ですから、即イエスとは言い難い

ところです。W先生、最善策を考えたいのですが、何か妙案はありませんか？　ぜひ教えてください」と返しました。

　この穏やかな返しの姿勢は敵を作りにくいため、対立を避けつつ自分の意見を伝えることができました。K院長は、このアサーティブ・コミュニケーションを実践し、組織のコミュニケーションの質を向上させました。

　K院長はコミュニケーションのバリエーションを増やすことで、徐々に関係性を改善していきました。関係の質の向上は、組織全体の成果に直結します。この事例は、関係性を根本から見直し、改善に向けて積極的に取り組むことの重要性を教えてくれます。

コーチングポイント

　K院長へのエグゼクティブコーチングで最も重要だったのは、「関係性のコーチング」を実施したことです。関係性のコーチングとは、対話をしながらホワイトボードに関係性の相関図を描いていく技法で、コーチングの中でもコーチ側に高度なスキルが求められます。コーチの質問やガイドに答えながら、K院長は俯瞰的・客観的に関係性を図に示し、冷静に改善策を考えていきました。

　K院長は、登場人物5人ほどの関係性相関図を描く過程で、W医師との頻繁な衝突が最大の課題であることに気づきました。単にウマが合わないという問題ではなく、この信念対立が組織全体に与える悪影響を認識し、反省したのです。K院長自らがW医師とのコミュニケーションを改善し、関係性をより良いものにしようとする姿勢を示すことで、W医師も他のメンバーもその姿勢を見習い、ギスギスした状態は次第に改善されていきました。

　俯瞰力とアサーティブ・コミュニケーションは関係性を向上させる大切なアプローチです。

《事例：トップのエゴとコーチの反省》
中小企業J社

　この事例は、筆者がコーチとして経験が浅かった時代の失敗体験であり、いまだに心残りな中小企業のケースです。エグゼクティブコーチングの難しさを痛感し、自身も心の限界を越えた事例です。病院長・経営層の方々には、経営陣の心の在り方が組織全体にどれほど影響を及ぼすかを考えていただきたいと思い、反省を踏まえて紹介します。

離職続きの危機にコーチング

　当時J社は職場内の関係性が悪く、40人の社員が1カ月に3人ずつ離職して、新しい社員が入ってもすぐに辞めてしまうという大変厳しい状況にありました。原因の中心は、J社長の高圧的で感情的なマネジメントにありました。社員たちはやる気を失い、協働を試みる前向きな思考もなく、ただ日々の仕事をこなすだけの無気力な状態でした。たとえ勇気を出して社長に意見をしても激しい叱責が返ってくるため、誰もがイエスマンになって口をつぐみ、次第に我慢の限界を越えて退職するという悪循環が続き、社員同士のコミュニケーションも横の連携も希薄という、典型的なバッドサイクルの状況にありました。

　J社に危機感を感じている関係者からの依頼で、J社長には自分に向き合い一緒に考える時間としてのエグゼクティブコーチングと、社員たちが関係の質を向上させるためのコーチング研修を6カ月間実施しました。研修を通じて、いつも直接話をすることのない社員同士も対話を交わす中で、自分の話をして（自己開示）、自分の強みや自分らしさを認識し（自己認識）、お互いがお互いのことを知り合い（他者認識）、考えを自分の言葉で言語化（自己表現）することで少しずつスタッフ間の距離は近くなっていきました。自己開示・自己認識・他者認識・自己表現は、Google社から学んだ心理的安全性の組織づくりに大切な4つのことです。

離職者ゼロの成果

　研修を通じて、社員同士が直接話し合う機会が増え、相互理解が促進しました。中には自分らしいリーダーシップを発揮する人が現れたり、メンタルを病むメンバーへの接し方を理解したり、という小さな変化が生まれてお互いの距離を縮め、徐々に関係の質が向上していきました。

　そして、この努力のおかげで「40人のうち、1カ月に3人づつ辞めていた組織が、6カ月間は離職者ゼロ」という素晴らしい成果を達成しました。もしあのまま社員同士の努力も改善もなく、そのペースで進んでいたら会社は大変なことになっていたでしょう。

感謝なき心のエゴ

　しかし残念ながら、社長は結果を出した社員たちへの感謝の気持ちを示すこともなく、自己中心的な態度を崩しませんでした。経営において、自分の「エゴ・マネジメント」こそ最も大切です。コーチングの時間に、社長はある程度の本音は話していましたし、筆者はコーチとして耳が痛いこともフィードバックして改善傾向は見えていましたが、社長は頑として他責思考から動かず、「問題は社員にある」と主張し続けました。

　エグゼクティブコーチングとは本当に難しいもので、コーチ自身も自分に対峙せねばなりません。(もうこの社長は変わらない)という自分の心の声に従い、諦めてしまったというのが正直なところです。コーチとして未成熟であったということでしょう。社長の心の真実に到達することはできませんでした。

最後のコーチング

　最終的に、社長には「なぜ人が自分の元から去っていくのか」を、痛みを伴って自ら考えてもらうことが必要であると判断し、祈る思いで"静かに去る"ことをもって最後のコーチングとしました。苦渋の選択でした。選択をする時、社員メンバー全員の顔が次々に浮かび、申し訳なさと葛藤の連続でしたが、筆者の心も、もはや限界でした。

最善の道は何であったのか、コーチとしてどう処せばよかったのか、今も心に残り、答えは出ていません。関係の質の大切さと共に、「働く人たちの人生を預かる経営層の心の置き所」がいかに重要かを深く考えさせられた経験でした。

関係を断たずに考え続けること

　組織開発も人材育成も関係性も、そこには必ず「人の心」という深淵なるものが存在し、すべてにおいてうまくいくことばかりではありません。だからこそ人は学び、経験を通じて知恵にしていきます。謙虚さや感謝の心に乏しい人が関係性を壊すケースは多く、その心の奥底を学ぶことも大切でしょう。人生において、直接的な関わりは途絶える関係性もあることでしょう。しかし、長い年月を経ても、あの時自分はどう処せばよかったのかと、心の中で関係を断たずに考え続けることが、次の組織開発や人材育成、関係性構築への力を培っていくことになると思います。

コーチングポイント

　この事例では、他とは異なる2つのポイントを挙げます。
　第1のポイントは、J社長が研修に同席することを望んでいた際、それをコーチがはっきりと断ったことです。社長が社員を自分の管理下に置き、すべてを見て監視したいという意図が透けて見えていたため、同席を許可しませんでした。「全体の関係性を俯瞰し、時にははっきりと境界線を引くことも厭わない胆力」が必要です。
　もちろん、研修には病院長や社長が参加したほうがよいケースもありますが、この事例では、離職者が相次ぐ危機的状況にあったため、研修の時間を「安心安全の場」にすることが最も重要と考えました。恐れずに自分の意見を言える場、協働の楽しさを感じられる時間を作ることが、この職場の土台を築くことにつながると信じての判断でした。それが、明日また誰かが辞めるかもしれないという疑心暗鬼を、温かな人同士のつながりへと変える大切なステップでした。

第２のポイントは、コーチとしての失敗から学んだ「自己開示するリーダーシップの重要性」です。J社長は社員たちの努力や成果を認めず、自己中心的な態度を崩さなかったため、コーチングの限界を痛感しました。筆者自身、社長が変わらないことに対して、最終的には諦めてしまったという反省があります。しかし、この経験から学んだことは、失敗や限界を正直に認め、次の機会に活かすことが、リーダーとしての成長につながるということです。

　2018年に起業家の聖地・世界の技術革新の最先端の地であるシリコンバレーに行き、GoogleやApple、スタンフォード大学などに出向いた時に、誰もが口をそろえて尋ねてきたのは、「これまでの人生でどんな失敗をして、それをどう活かしてきたか」という問いでした。

　成功だけでなく失敗から何を学び、どう改善するかがリーダーシップの核心であることを痛感しました。筆者がJ社長に対して、もっと弱みや失敗も自ら認め語れる本音へのアプローチができていたならば、異なる結果が得られたかもしれません。リーダーが失敗を自己開示し、それを改善の機会と捉えることが、組織全体にポジティブな影響を与えるという教訓は、今後のコーチングにおいても忘れてはならないものです。

第4章 病院コミュニケーション改革の構造

 **4-4 実践ガイド：
コミュニケーション改革13のステップ**

即座に実践可能な13のステップ

　4節では、病院内のコミュニケーションを改善するための13の具体的なステップを紹介します。各ステップを実際の事例とともに説明しますので、即座に実践可能です。これらのステップは、数多くの総合病院で実践されているコミュニケーション改革のプロセスと構造の実践ガイドです。

　このステップはどれも「コーチングを受ける・コーチングを学ぶ・コーチングを活かす」という3つのことが13のステップすべてに組み込まれています。その取り組みによって病院全体のコミュニケーションの質を高め、量を増やしていきます。

　このステップを踏むことで、病院全体への効果的な成果が期待できます。すべてのステップを完全に実施するのが難しい場合でも、いくつかのステップを選択して取り組むことが可能です。特に、病院長のエグゼクティブコーチングは成果を出すための重要な要素です。

　図表13の全体像を見てください。このステップを網羅することによって、「経営層全体」「病院全体」「課題層全体」へと波及していきます。

ステップ（1）病院長へのエグゼクティブコーチング（個人形式）
ステップ（2）パワハラ課題者への改善コーチング（個人研修）
ステップ（3）経営陣・リーダー層による「病院スローガン」の作成
　　　　　　　と広報
ステップ（4）「心理的安全性の組織構築」講演
ステップ（5）経営層へのエグゼクティブコーチング（個人形式）
ステップ（6）病院長・経営層へのグループコーチング（グループ形

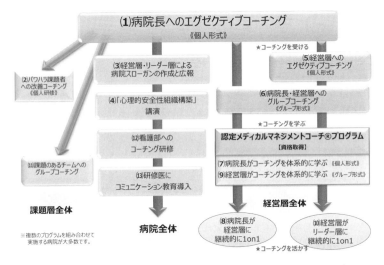

図表13 病院コミュニケーション改革13のステップ

式)
ステップ（7） 病院長が体系的にコーチングを学ぶ（個人形式）
（弊社の場合は、「認定メディカルマネジメントコーチ®」プログラムの受講および資格取得）
ステップ（8） 病院長が経営層に、継続的に1on1を実施
ステップ（9） 経営層が体系的にコーチングを学ぶ（グループ形式）
（弊社の場合は、「認定メディカルマネジメントコーチ®」プログラムの受講および資格取得）
ステップ（10） 経営層がリーダー層に、継続的に1on1を実施
ステップ（11） 課題のあるチームへのグループコーチング（グループ形式）
ステップ（12） 看護部へのコーチング研修（集合研修）
ステップ（13） 研修医にコーチングコミュニケーション教育の導入（集合研修）

重要なのは、まずトップから始めることです。病院や企業でしばしば実施される管理職研修とは異なり、病院長と経営層が自ら学び、自己成長と自己変革の道を歩むことが組織全体への真の経営姿勢を示す重要な方法となります。

なお、これらすべてのステップを実践できなくても、複数を選択して行う病院も多くあります。

それでは、これら13のステップについて、一つずつ詳細な説明を加えていきます。

ステップ（1）病院長へのエグゼクティブコーチング《個人形式》

①経営力強化のためにコーチをつける

筋トレやゴルフの上達のためにパーソナルコーチをつけることは一般的ですが、リーダーシップ開発による経営力強化のために経営層がコーチをつけることは、日本ではまだまだ一般的ではありませんでした。

しかし近年、日本の大手企業の社長たちもコーチをつけるようになり、経営の相談相手・外部の経営参謀として導入が相次いでいます。しばしば、「内部の人には相談できないことも多い。外部のプロだからこそ相談しやすい」と言われます。医療界はコロナ禍が大きなきっかけとなって導入が加速しています。

②エグゼクティブコーチングのエビデンス

経営層がコーチをつけることは、組織にとって有益な投資であり、数多くの研究によってその価値が実証されています。アメリカでは、スティーブ・ジョブズ（Apple共同創業者）やジェフ・ベゾス（元Amazon CEO）など、多くのトップリーダーがコーチングを受け、その重要性が広く認識されています。

129

エグゼクティブコーチングの効果は、複数の研究によって実証されています。特に注目すべきは、Manchester Inc. による2001年の調査結果です。この研究では、100人のエグゼクティブを対象に、コーチングの効果を測定しました。調査結果によれば、参加者の86％がコーチングは組織にとって投資価値があると認識しており、投資額に対するリターン（ROI[13]／投資収益率）は約5.7倍に達しました。また、生産性の向上（53％）、品質の向上（48％）、組織の強化（48％）、および顧客サービスの向上（39％）といった具体的な成果も報告[14]されています（McGovern et al., 2001）。

これらのデータは、エグゼクティブコーチングが個人および組織全体のパフォーマンスを向上させる強力な手段であることを示しています。ステップ（１）においては、病院長がエグゼクティブコーチングを受けることで、リーダーシップの向上と組織改革を効果的に進めることが期待されます。

また、コーチングの効果を示す学術研究が増え、その多くの利点が実証されています。コーチングを受けることで得られる効果には、客観的なフィードバックと洞察、リーダーシップ開発の促進、戦略的な目標設定、EQ（心の知能指数）と自己認識の向上、レジリエンス（回復力・逆境力）の強化、新しい対応方法の学習などが挙げられます。

---

[13] ROIとは「Return on Investment」の略で、日本語では「投資収益率」と訳される。これは、投資によって得られた利益を投資額で割ることで計算される指標である。投資の効果をパーセンテージで表し、その投資がどれだけ効果的だったかを評価するのに使われる。ビジネスでは、プロジェクトや施策、製品開発など、様々な分野で投資の成果を測定するために用いられている。

[14] McGovern, J., Lindemann, M., Vergara, M., Murphy, S., Barker, L., & Warrenfeltz, R. (2001). Maximizing the impact of executive coaching: Behavioral change, organizational outcomes, and return on investment. The Manchester Review, 6(1), 1-9.

③コーチングを受けることへの抵抗感

なぜ、コーチを雇い、コーチングを受けるという価値のある習慣に抵抗を感じる人がいるのでしょうか。

経営者もさまざまで、自身の成功体験に基づき自分のやり方が正しいと強く信じている人もいれば、常に迷いながら慎重に進んでいる人もいます。また、改革には大きな勇気が必要であり、改革の過程では反対勢力の出現や自分の弱さ、自信のなさとも向き合わなければなりません。コーチングの時間は、これまで曖昧にしてきた、あるいは避けてきた真実に向き合う必要が生じることもあります。経営者が自分に向き合うことは人間成長にとって極めて大切なことですが、見たくない自分を鏡のように映すことでもあり、それを避けたいという思いがコーチを雇うことへの抵抗感になると想像します。それを乗り越えて自己変革を果たすためのサポートを提供し、伴走することがコーチの役割です。

本章３節の《事例：トップのエゴとコーチの反省》では、トップのリーダーシップの在り方が変わらなければ組織文化も変わらないという現実を描いています。また、経営者が自分に向き合わず内省を欠くと、組織の持続可能な成長は非常に困難になることを示しています。

④エグゼクティブコーチングの概要

通常、コーチングはコーチ１人の１on１で行いますが、日本型コーチング®では、エグゼクティブコーチングにおいて、コーチ２人（男性と女性）の１on２形式で行います。ジェンダー課題や無意識の偏見にも対応し、現代の経営に重要な多様な視点を提供する点で、男女コーチ２人体制は大きな意義と効果を上げています。

筆者のステップは、事前に病院の課題を丁寧にインタビューし、適切なプログラムをテーラーメイドで作成します。１クールは６カ月全10回で、１回のセッションは60〜90分です。周囲の人（複数の部下）に事前事後のインタビューやアンケート（記述式・数値式）を行い、病院

長は自分のリーダーシップを周囲がどのように受け止めているかを認識する機会となり、目標設定に活用することも大切です。コーチとは、セッション外でもメールでのやり取りがあり、リーダーシップに関するさまざまな資料も提供します。

　成長には終わりがありませんので、3〜5年にわたる伴走を行うケースも多くあります。

⑤**エグゼクティブコーチングの例**
プログラムの一例
　個々人、組織ごとに課題は異なるため、内容は多岐にわたり、病院長のリーダーシップ向上のために、各セッションはテーラーメイドにカスタマイズされます。
※全て双方向、かつ相手主体の対話で実施し、アセスメントも活用します。
※セッションは、ゴール達成に進みながら、その時々の課題に応じて柔軟に対応します。

【自己開発：独自のリーダーシップの基盤を強化】
1．**組織と個人の現状と課題の抽出＋コーチング基礎技法（コミュニケーションと行動特性）の習得**
・内容：組織と個人の両方の現状を俯瞰し、具体的な課題を抽出・分析する。人間関係構築に重要な技法を学ぶ。
・高められる力：分析力・人間関係構築力・受容力
2．**独自の強み・才能・価値観の自己データベース化**
・内容：自分独自のリーダーシップ特性を発見し、自信を持ち、病院長としての方向性を決断する。
・高められる力：決断力・行動力
3．**ゴールセッティング**
・内容：明確で実現可能なゴールを設定し、病院全体を方向付ける目

標・計画を立てる。
・高められる力：目標設定力・戦略的思考力

４．人生の棚卸しによる自己確信
・内容：過去の経験を振り返り、自分の価値や強みを再確認・再構築する。
・高められる力：自己確信力・逆境力

【組織開発：組織の関係性構築と経営力強化】

５．経営キーパーソンとの関係性強化
・内容：経営キーパーソンとの関係を深め、信頼を基盤とした協力体制を築く。
・高められる力：俯瞰力・関係性構築力

６．「組織の成功循環®」における現状・理想・課題の抽出
・内容：病院経営を成功に導く循環を構築するために現状分析を行い、理想と課題、課題解決への具体策を明確化する。
・高められる力：チームビルディング力・課題解決力

７．「選ばれる病院」になるためのビジョンの創出
・内容：選ばれる病院像・将来像を描き、病院が向かうべきビジョンを創り出す。
・高められる力：ビジョンメイキング力・推進力

８．「ウェルビーイング経営」への探究
・内容：組織全体の健康と幸福を重視した経営手法を深く理解し、職員のモチベーション向上を含め、ウェルビーイング経営の実践方法を模索する。
・高められる力：組織活性化力・モチベーション力

９．「パーパス経営」への促進
・内容：病院の存在意義を再定義し、スタッフや患者に共感される経営方針を確立する。
・高められる力：エンゲージメント力・リーダーシップ力

全9回のエグゼクティブコーチング全体を通じて

　病院長・経営層が自分のリーダーシップ力を向上させ、経営課題に前向きに推進する活力や逆境にも立ち向かう胆力を見いだし、具体的な課題解決に歩みを進めることによって、「経営力強化、業績向上、医療安全・生産性の向上」を図れるようになります。また、コーチとの双方向の質の高い対話によって、部下の成長を促進する対話スキルや目標達成に向けたフィードバック能力、自分の心のセルフマネジメント力などコーチングマネジメント基礎力も自然と培えます。

⑥すべての改革は病院長から

　病院も企業も、日本の組織のトップ（病院長、社長）は自らコーチングを受けることにまだまだ消極的であり、「自分はいいから、部下たちに受けさせよう」という傾向が見受けられます。しかし、トップ自身にもリーダーシップの課題は存在し、それが組織内の不協和音の原因となっているケースも少なくありません。成功の循環とコミュニケーション改革を実現するためには、「トップからの取り組みが不可欠」です。

ステップ（2）パワハラ課題者への改善コーチング　《個人形式》

　このセクションの詳細は第3章で詳しく述べていますので、そちらを参照ください。こちらのコーチングプログラムも1クール6カ月全9回、各セッションは60〜90分で構成されています。

　なお、パワハラ課題者へのコーチングは、課題者の状況や性格に応じて、よりテーラーメイドで行う必要があります。

ステップ（３）経営層・リーダー層による「病院スローガン」の作成と広報

①意識統一と情報発信

　組織全体での意識統一と浸透を図るためには、「病院スローガン」の作成は不可欠です。ビジョン、ミッション、バリュー、パーパスを掲げることは重要ですが、それをさらにわかりやすく、シンプルな言葉でスローガンに落とし込むと、どんな人にもわかりやすく効果的です。

　ある総合病院では、今年度の目標として「ハラスメントのない職場づくり」を掲げ、職員安全衛生委員会で力強いメッセージを込めた病院スローガンを、論議を尽くして作成しました。このスローガンを各施策に連携させ、広く院内外に情報発信し行動に移すことが、組織全体への改革の最初の一手となります。

②スローガンの発信の方法例

　以下は、スローガンの具体的な情報発信の例です。
（１）広報活動
a．ポスターの設置
・病院の各エリア（職員待合室、エレベーター、休憩室など）にスローガンのポスターを掲示
・医師や看護師のデスク周りや病院の入り口にポスターを設置
b．デジタルディスプレイ
・病院内のデジタルサイネージやディスプレイにスローガンを表示
・病院のウェブサイトやSNSで、スローガンを定期的に投稿
c．病院広報誌やニュースレター
・広報誌やニュースレターなどで、スローガンを病院長名で発信。背景や目的について説明
・病院内部のニュースや情報にもスローガンを定期的に織り込む

d. 名札やバッジ
・職員の名札やバッジにスローガンを追加
・医療スタッフが常にスローガンを身につけることで意識の向上を図る

（2）イベントと活動
a. スローガン発表イベント
・病院内でスローガンの発表イベントを開催。病院長や経営陣からのスピーチを通じてスローガンの重要性を強調
・全職員対象の「医療安全講習会」を通じて、医療安全の一貫として「病院スローガン」の浸透を図る
・職員が参加できる意見交換会やワークショップを開催
b. 展示や表彰
・職員や患者さんからスローガンに関連するエッセイ、絵画、写真などを募集し、展示や表彰を行う
・「ハラスメントのない職場づくり」に関するアイデアや提案を募集し、優れたアイデアを表彰
c. フィードバックの仕組み
・スローガンに関連したフィードバック箱を設置し、職員や患者さんから意見や感想を収集
・定期的にフィードバックを分析し、改善点や成功事例を共有

　他にもいろいろな方法があるでしょう。ある病院は、スローガンをもとにした標語を病院全体から募集し、病院長賞など12個を選んで、それを配したカレンダーを作りました。一丸となって広く意識統一を図るために、「スローガン」の発信は非常に重要です。

ステップ（4）「心理的安全性の組織構築」講演

このセクションの詳細は、第2章2節ですでに述べていますので、そちらを参照してください。

講演は約1時間で行われ、できるだけすべての職員が視聴可能となるように、リアル講演（第1会場・第2会場など）に加えてリモート視聴や後日のeラーニングオプションを提供しています。各病院は、できるだけリアル講演に多くの人が参加できるように、事務部を中心に多様な調整と工夫を行っています。

ステップ（5）経営層へのエグゼクティブコーチング《個人形式》

①経営層の「個」の経営力強化

どんなに病院長が一人で頑張っても、経営層全体で力を合わせない限り、病院組織のコミュニケーション改革を実行することはできません。経営陣が模範となり、チームワークを示すことが改革のカギです。病院長と共に改革を推進する同志がいてこそ、リーダーシップを発揮できます。

そこで、病院長が受けたプロのコーチングを経営層にも提供し、彼らにも学びと気づきを体験してもらうことから、集団経営力強化が始まります。実施に際しては、「最初から経営層全員に提供する場合」と「キーパーソンから始める場合」とがあり、どちらにするかは病院長の判断に委ねられます。

②経営層へのエグゼクティブコーチングの概要

成果を最大化するために、多くの経営層を対象にする場合でも、同じ一人のコーチ会員が担当すると原則しています。複数のコーチが異なる経営層を担当すると、コーチの個性や主観が影響し、組織全体の一貫

性が損なわれる可能性があります。信頼できるパートナーシップを持つ少数のコーチによる一貫した対応が、組織全体の変革を効果的に推進します。

　プログラムは、全員が参加するオリエンテーションから開始します。この中で、コーチングの実施方法を説明し、15分間のデモンストレーションセッションを実施して、参加者にコーチングによる変化を具体的に示します。また、コーチングでの会話は守秘義務で保護されるため、安全かつ安心な環境であることを強調します。1クールは6カ月間で全9回行われ、各セッションは60〜90分です。

　経営層は、事前と事後に行う上司、部下、同僚を対象としたインタビューやアンケート（記述式および数値式）を通じて、自己のリーダーシップがどのように評価されているかを把握し、これを目標設定のための重要なデータとして活用します。セッション外でのメール交換や、リーダーシップに関する各種資料も提供します。

③プログラムの一例

　個々人、組織ごとに課題は異なるため、内容は多岐にわたり、経営層のリーダーシップ向上のために、各セッションはテーラーメイドで、カスタマイズされます。

※全て双方向、かつ相手主体の対話で実施し、アセスメントも活用します。

※セッションは、ゴール達成に進みながら、その時々の課題に応じて柔軟に対応します。

※プログラム内容は、できるだけ病院長と同じ内容で展開し、場合によっては双方が共有できる様にします。下記プログラム例の詳細は、「ステップ（1）病院長へのエグゼクティブコーチングのプログラム例」を参照してください。

【自己開発：独自のリーダーシップの基盤を強化】

1．組織と個人の現状と課題の抽出＋コーチング基礎技法（コミュニケーションと行動特性）の習得
2．独自の強み・才能・価値観の自己データベース化
3．ゴールセッティング
4．人生の棚卸しによる自己確信
【組織開発：組織の関係性構築と経営力強化】
5．経営キーパーソンとの関係性強化
6．「組織の成功循環Ⓡ」における現状・理想・課題の抽出
7．「選ばれる病院」になるためのビジョンの創出
8．「ウェルビーイング経営」への探究
9．「パーパス経営」への促進

ステップ（6）病院長・経営層へのグループコーチング《グループ形式》

　病院長・経営層が個別の6カ月間のエグゼクティブコーチングを完了した後、経営層全体で行うグループコーチングを実施します。これは、個人の成長をさらに高め、経営層全体の連携力を強化することを目的としています。

　この実施方法には、「病院長が参加するほうがよいケース」と、「病院長を支える経営層だけで行うほうがよいケース」があります。

　どちらが適切かは、これまでのエグゼクティブコーチングで得た情報や全体の状況を基に、コーチが最善の方法を提案します。

M病院の例（全3回／月1回開催）
1回目；個々人のデータベースや人生の全体共有
- 内容：各経営層が自分の強み、価値観、人生の棚卸し結果をグループで共有。経営メンバー間でお互いを深く理解し合い、信頼関係を築く。

- 高められる力：信頼構築力・他者理解力・対話力

2回目：個人のパーパス共有とリーダーシップ目標・行動計画の策定
- 内容：経営層それぞれが、自身のパーパス（存在意義）を共有し、組織のパーパスとのエンゲージメントを一同で熟考する。病院全体を支える集団経営体制を強化するため、リーダーシップ目標と行動計画を策定する。
- 高められる力：ビジョン共有力・課題解決力・行動計画策定力
- 宿題：組織全体のパーパスとKPT（Keep/Problem/Try）を考える。

3回目：ハイドリーム・ロードリーム（最高・最悪・理想の状態）の共有とマイルストーンの設定
- 内容：宿題の共有。最高（ハイドリーム）・最悪（ロードリーム）・理想の状態を描き、全体で共有。意見を掘り下げ、3年後・5年後のマイルストーンを策定する。
- 高められる力：長期的視野・ビジョンメイキング力・合意形成力

宿題を通じた深化

経営層が具体的な経営課題について議論する時間を確保し、コミュニケーションの質と量を向上させます。これが結果として、経営層全体の連携力と一体感を高めることにつながります。

経営視点を徹底的に深める

グループコーチングでは、日常業務に追われがちな経営層が「虫の目（現場視点）」「鳥の目（俯瞰視点）」「魚の目（未来視点）」を使った対話を深める場を提供します。この時間は、メンバーが互いの人となりをさらに理解し合い、経営課題を多角的に考えるための貴重な機会です。

プログラムを通じて得られる成果

1. 信頼関係の強化：経営層全員が互いの価値観や強みを理解し、より密な連携が可能に。

2．未来志向の経営：個人と組織のパーパスを明確にし、未来に向けた具体的な行動計画を策定。
3．全員参加型の経営：経営層が一丸となり、病院全体の目標達成に向けて推進力を発揮。

ステップ（7）病院長が体系的にコーチングを学ぶ　《個人形式》

　エグゼクティブコーチングを体験した多くの病院長は、自身が院内でコーチングコミュニケーションを実践する必要性を感じ、「コーチングを学ぶ」ことを積極的に決断します。筆者は、「認定メディカルマネジメントコーチ®」の資格取得を目指すプログラムを提供しています。

①資格取得の意義
　資格取得の意義は主に以下の3点です。
（1）試験（筆記・実技）による学習目標の設定は、病院長自らがコミュニケーション改革のロールモデルとなるための効果的な方法です。
（2）資格取得のためには、定められた継続的な回数のコーチングを、病院長は院内で実践する必要があります。病院長は、その対象者に経営のキーパーソンたちを選出し、自身のコーチング力を向上させるとともに、経営層とのコミュニケーションの質と量を高め、関係性向上に寄与します。
（3）資格取得を外部に公表・発信することによって、患者さんや医療スタッフ、研修医の獲得に向けた病院の信頼性を高めることができます。

②プログラム概要

　プログラムは6カ月全9回、1回につき2.5時間を設けています。多忙な平日を避け、土日を利用してリアルまたはリモートを組み合わせて実施することが一般的です。

　プログラムの目的は、コミュニケーション改革のロールモデルになること。目標は、認定メディカルマネジメントコーチ®としてコーチング面談ができるようになり、マネジメント力を向上させることです。特に多忙な院長職においては面談力向上が求められ、短時間で成果を出せる生産性の高い面談法を身につけることは非常に重要です。筆者は、「15〜20分の効果的な1on1コーチング面談法」を伝授しています。

　プログラムの内容は、コーチング基礎から応用まで多岐にわたり、特に「病院経営に即した内容に特化」しています。その上で、病院長と組織の課題に合わせて柔軟に対応したテーラーメイドプログラムを展開します。

　各回ともに、それぞれのテーマやコーチングツールを使って「コーチからコーチングを受ける」「コーチにコーチングをするトレーニング」を重ねて、フィードバックを受けて実力を上げていきます。

ステップ（8）病院長が経営層に、継続的に1on1を実施

病院長がロールモデルとして

　認定メディカルマネジメントコーチ®資格を取得した病院長は、体系化されたプログラムで学んだことでコーチングに自信がつき、また、奥が深いマネジメント法であることを知って、コミュニケーション改革のために1on1でのコーチング面談を継続していきます。

　たとえば、ある病院長は資格取得の過程で看護部長をコーチング対象者の一人として選びました。このコーチングによって定期的に看護部長と対話を重ねる機会をもち、その経験から得た信頼と結果がきっ

かけとなり、看護部長からの要望により、副看護部長たちへのコーチングも開始されました。この取り組みにより、看護部内の具体的な課題が明らかになり、それに対する解決策を探求できるようになりました。

病院長が看護部長や副看護部長に定期的にコーチングを行ったことは看護協会でよい意味で話題となり、病院長のコーチである筆者に話を聴きたいとの申し出がありました。病院長自らが体系化されたプログラムを受講し、コーチトレーニングを重ねて資格取得を目指す姿勢や、看護部に対して1on1でのコーチングを実施して耳を開く姿勢が、好印象として受け止められた事例でした。

このように、病院長がロールモデルとして積極的にその姿勢を見せ続けることで、コミュニケーションの質と量は部門を超えて向上し、一歩一歩確実に、組織全体の改革へと波及していくのです。

ステップ（9）経営層が体系的にコーチングを学ぶ《グループ形式》

自身がコーチングを受け、コーチングを体系的に学んだ病院長は、病院全体のコミュニケーション改革のために、経営層にも同様に学んでもらいたいと考えます。そこで、病院長は改革に向ける自分の思いを経営層に丁寧に伝え、コミュニケーション改革プロジェクトチームとして、体系的に「コーチングを学ぶ」ことを経営層は自発的に決断します。

心理的安全性のある組織文化の形成

認定メディカルマネジメントコーチ®の資格を「病院長は個人形式」で取得する一方で、「経営層はグループ形式」でこのコースに参加し、学び合います。他には学校ソーシャルやホテルやホテル、半日の勤務時間内に4〜7人の小グループ形式が一般的です。

このワークショップ型の学びはメンバーが多様な考え方に触れ、異なる意見を建設的に交換する場となり、心理的安全性のある組織文化の形成に貢献します。また、資格認定条件として、各メンバーは4人以上の部下に対し、それぞれ5回以上のコーチングを実施する必要があります。このプロセスを通じて、組織全体のコミュニケーション改革が自然と進行します。認定メディカルマネジメントコーチ®プログラム全9回、各セッション2.5時間のプログラムを通じて深化し、病院のニーズに応じて6カ月（3週間に1度）または9カ月（1カ月に1度）の期間で展開されます。質の高いコミュニケーションを経営層が共に学び合いコミュニケーションの量を増やすことによって、関係性が向上することは、導入した病院の全てで見られる大いなる成果でもあります。

ステップ（10）経営層がリーダー層に、継続的に1on1を実施

①15～20分の効果的な1on1法

　1on1とは、上司と部下が1対1で定期的に行うコーチングを使った面談のことです。1on1では、関係性向上と自律的成長支援を目的とした部下主体の本音の対話が交わされます。

　認定メディカルマネジメントコーチ®資格を取得した経営層は、部下に1on1を継続して行います。ただし、互いに多忙を極める中で長時間の実施は非効率であり、非生産的でお互いに疲れてしまうため、継続が困難になることもあります。コミュニケーション改革の中核として重要なのは、「1on1を短時間で効率的に継続すること」です。筆者は、15～20分、最長でも30分のセッションを推奨しており、経営層は認定プログラムを通じて短時間で効果的にコーチングを行う方法のトレーニングを積んでいます。

②自己流での1on1の失敗

　現代は自己流で1on1を実施する組織や個人が多いものの、しばしばこれがスキル不足により、雑談時間や沈黙時間、業務連絡だけの普段の会話と変わらない時間になったり、果ては、上司に詰められて終わる苦痛の時間になったりと、本来の1on1の目的を達成できていない例を頻繁に耳にします。部下が話す時間を全体の70〜80％にし、上司が話す時間は20〜30％で傾聴を中心にするようにします。

　また、コミュニケーションは、頭で理解することと実際に行うことにギャップがあります。研修と研修の間に学んだことを実践することで、得られた知識が経験からの学びとして体得され、知恵となります。さまざまなコーチングツールも活用して、学んだ内容を即座に実行に移すことが真のスキルアップにつながります。

③院内でのコーチング勉強会や啓発活動

　「自己流ではない、体系的な学び」を病院長・経営層が率先して行うことで、院内で任意参加のコーチング勉強会を開催するなど、教育活動を活発にしている病院もあります。また、デジタルサイネージを活用したコーチングスキルの展示や、ポスターを通じた啓発活動を行う病院もあります。こうした地道な取り組みが、心理的安全性と活気のある組織風土を築く上で必要です。

　経営層がロールモデルとなり、体系化されたプログラムでコーチングの技術と思考のプロセスを習得し、これを管理職層の育成につなげて全体に浸透させていくことを目指します。

ステップ（11）課題のあるチームへのグループコーチング

①関係の質の向上に

　「医療が不可欠であるにも関わらず、関係性の問題からギクシャクした雰囲気が生じている「チームへのコーチング」の相談を受

けることがしばしばあります。特に緊急性が求められるチームで、関係性の問題が多く見られます。

　グループコーチングは、普段の業務では知り合えないお互いの人となりを知り、相互理解を深め、お互いを見直すきっかけになったり、心が寛容になったりというチームビルディングが図れます。

　一刻を争う命の現場。緊急時の高い緊張感の中で、語気が荒くなることは避けがたいことですが、言われた側はその言葉を深く記憶し続けることが多く、実際にそのようなコミュニケーションが原因で適応障害を発症し、職を辞する看護師のケースもたびたび耳にします。

　看護師不足は多くの病院の経営課題です。さまざまな手段で新しい看護師の雇用に尽力はしても、新規の応募も採用も難しいのが現実です。今働いている看護師が良い人間関係のもとで、働きがいを感じて辞めない風土構築も重要です。

　そのため、課題のあるチームに対してグループコーチングの手法を通じて、普段から関係の質を向上させる方法を提案して離職率の低減を図ります。

②看護師の1年目離職防止に

　ある病院では新人看護師が加わったタイミングで、手術室の関係性向上のために外科医1人、麻酔科医1人、看護師長1人、新人看護師4人の計7人を対象に、グループコーチング（3カ月全3回／月に一度／1回120分）を実施しました。

　この施策の目的は、「毎年、新人看護師の1～2人が1年目で離職するという問題を解決」することです。
①初期段階で医師と新人看護師間の良好な関係を築くこと
②挨拶など基本的なマナーを互いに理解し合い、コミュニケーションエラーを減らすこと
によって関係の質の向上を目指します。というのも年々、そうした基本的なマナーが守られないジェネレーションギャップも課題になって

いるからです。

　新人看護師にとってベテラン医師は敷居が高く、緊張を伴う存在ですが、手術室での緊張が過度になり萎縮してしまうと、生産性の低下や医療安全へのリスクが高まります。

　この施策では、単に月に一度研修を受けるだけでなく、受講者同士がコミュニケーションの量と質を上げるために、「手術室外で、気軽に10分間の対話を可能にするフォローアップの仕組み（宿題）」も含んでいます。

　このグループコーチングを通じて、お互いの「人となり」を知ることで、これまで毎年1年目で離職者が出ていましたが、新人看護師全員が辞めずに2年目を迎えるという成果を出しました。

ステップ（12）看護部へのコーチング研修

①医師や患者との摩擦減少に

　看護部は院内で最も多くのスタッフが在籍する部門であり、医師との協働が不可欠ですが、その両者間の関係性に難しさを抱えるケースは多く見受けられます。また、患者さんや家族と頻繁に接する看護師にとって、円滑な人間関係を築くためのコーチングコミュニケーションスキルの習得は極めて重要です。

　看護師は一般に責任感が強く、他者への貢献と利他の心を重んじる方々で、それゆえにストレスを抱えやすい傾向にあります。こうしたストレスが過剰になると、自己の心身の健康を犠牲にしてまで業務をこなし、メンタルヘルスを損なうケースもしばしば報告されています。

　そこで、コーチング研修を通じてコミュニケーション技術を学びながら、「思考の枠を広げ、相互理解を深める」「自己肯定感を向上させる」「心からの笑顔を増やす」などより、質の高い職場環境の構築・モチベーションの醸成を図ります。

具体的な研修プログラムは、対話技術や感情のマネジメントに重点を置きます。「傾聴・承認・効果的な質問技法」を通じて、看護師が患者さんや患者家族、医師や同僚とのコミュニケーションにおいて、自分を大切にしつつ、相手の立場や意見も深く理解し、信念対立はあっても「建設的に伝える」技術を習得します。

　また、傾聴はとても大切なことですが、時には上手に「中断のスキル」を用いて会話の生産性を保つやり方や、「アサーティブ・コミュニケーション（相手を尊重した自己表現）」を実践するトレーニング等も含めて、日常の業務に活かす方法を身につけます。コーチング研修によって、患者さんや患者家族、医師や同僚などとの「摩擦の減少」を目指します。

②ストレス軽減や離職率低減に

　看護部のリーダーたちには、「コーチングを用いた自律型人材の育成法」「チーム内のストレス管理方法」なども教えます。

　ある病院では、病院全体に蔓延する「ダメ出し文化」が職員の自己肯定感の低下とモチベーション低下を招いていました。そこで、コーチング研修によって承認の言葉を交わし合うことを学んだことで、職場の雰囲気の改善にじわじわと効果が表れています。過度のストレスや人間関係のトラブルによる職場離脱を防ぎ、組織全体の生産性を、ぜひ向上させたいものです。

　また別の病院では、コーチング研修で基礎的な技法を学んだあとに、看護部のリーダー（看護部長、副看護部長など数人）から「看護師の離職防止のために面談力を上げたい」との声が挙がりました。そこで看護部長と看護部のリーダー数人が認定メディカルマネジメントコーチ®プログラムを受講して面談力を上げ、離職率の低減を図りました。

　継続的なコーチング研修を通じて、看護部全体のコミュニケーションの質が向上し、チームとしての一体感が強化されることで、患者ケ

第4章　病院コミュニケーション改革の構造

アの質が直接的に向上し、結果的に患者満足度の向上にも寄与します。

ステップ（13）研修医にコーチングコミュニケーション教育の導入

若手のモチベーション要因のエビデンス

　世代をひとくくりにして語るのは避けたいことですが、いつの時代にも世代間のギャップは存在します。急速な時代の変化と共に、経営層・管理職層と、いわゆるY世代・ミレニアル世代（おおよそ1981〜1996年に生まれた人々）や、より若いZ世代（おおよそ1997〜2012年に生まれた人々）との間では価値観の多様性が加速し、大きなギャップを感じるという声が多く聴かれます。

　図表14は、ATD（Association for Talent Development）International Conference and Exposition 2016年の国際大会で発表された、ミレニアル世代のモチベーション要因に関するデータです。85万人の調査から得られた結果として、ミレニアル世代のモチベーション要因

※従業員エンゲージメントについての新たな調査研究より

トップ３
1．Impact（社会的影響力・価値）
2．Learning（学習）
3．Family（家族）

ボトム３
1．Prestige（地位）
2．Money（お金）
3．Autonomy（自立性）

Motivation UP

Motivation DOWN

ATD International Conference & Expo 2016

図表14　ミレニアル世代の動機付け

149

のトップ1は「社会的影響力・価値」、トップ2は「学習」、トップ3は「家族」でした。一方、ワースト1は「地位」、ワースト2は「お金」、そしてワースト3は「自立性」でした。

極端に言えば、「言われたことはやります。任せられても困ります。昇進は重いので偉くなりたくはありません。お金もそこそこで十分です。それよりも、仕事をする際に自分自身とこの組織が、社会にどのような影響を与え、どんな価値を届けているかが働くモチベーションとして重要です。また、プライベートの時間を優先し、自分の好きなことを極め、家族との時間を大切にしたい」という価値観です。また、「効率性とタイパ（タイムパフォーマンス）」が何より重要というデータや、PCは使用せずスマホで文書などの提出物を作るなど、50歳代以上の昭和世代とは明らかに異なります。

翌年開催のATD2017ではモチベーション要因のデータは変わらず、その上で「Knowing is the key（知ることがカギである）」というポイントが挙げられていました。お互いの違いも含めて、「知る」ことは非常に重要です。

たとえば、職場での挨拶。「挨拶は人としての基本」と考える世代と「挨拶は時間の無駄」と感じる世代では、仕事の開始時点から大きく意見が異なり、しばしばトラブルの原因になります。各世代が持つ当たり前や常識は異なり、これらのギャップをすべて受容し合うことは困難ですし、すべての点で迎合する必要もありません。しかし、違いを認識・尊重し合い、少しでも摩擦を減らすために、手段として「職場でのグランドルールを明確化する」ことは大変重要です。

ある研修教育部長は、「研修医の初期段階で、基本的なコミュニケーションスキルとマナーの重要性を共有し、プロフェッショナリズムや理想の医師像について、自分たちの言葉で定義するワークショップを実施したい」と述べています。このように、コーチングを活用して新しい世代の医師たちが自らの役割を理解し、積極的に職場環境に適応できるよう支援するのがコーチングです。

また、どんな統計においても、若手が身につけたいスキルとして「コミュニケーションスキル」は常に上位に挙がっています。だとすると、研修医教育に「医療技術だけでなく、コミュニケーションスキルをプログラムとして導入している病院」という点は、対外的に情報発信することによって、研修医獲得のアピールポイントにもなり得ると考えます。

さらに、病院長を筆頭にして病院全体が、古い組織文化からの脱却を目指してコミュニケーション改革に取り組んでいるという点も、現代の若手の価値観にマッチし、優秀な人材の獲得につながることでしょう。

コミュニケーション改革13のステップの効果

コミュニケーション改革13のステップを実施することで、医療現場は確実に変わります。これらのステップは、単なる改善策ではなく、チームワークの質を向上させ、リーダーシップの力を強化し、最終的には患者さんに提供するホスピタリティのレベルを高めるための強力な手段です。

改革の成功は、各ステップを妥協なく実行し、組織全体が一丸となって取り組むことで実現できます。医療現場でのコミュニケーション改革は容易ではありませんが、ステップを着実に踏むことで効果を生み出すことができます。患者さんへの対応もより一層丁寧で質の高いものとなり、信頼やスタッフ間の協力体制が向上することで、目に見える形で現場に変化が表れるでしょう。

4-5 改革事例：コーチングで病院が変わった！

■コミュニケーション改革に取り組む病院

　第4章2節で現代のリーダーシップの一端を示したように、「自分の強みを活かした、その人らしいリーダーシップ。組織の成長と成功は自らが成長し続けることにある」ことに、いかに肚(はら)をくくれるかが重要です。

　病院でのエグゼクティブコーチングの導入やコミュニケーション改革は、コロナ禍以降に急激に増えています。医療界は、企業よりも5～10年ほど導入に時間を要したと感じます。

《事例：13ステップ中、10ステップ推進の病院》
N病院（病床数：500床）

　先進的で着実な取り組みを行っているN病院は、「4-4　実践ガイド：コミュニケーション改革13のステップ」のうち、10個のステップを推進しました。すべては「院長自身から」との決意には頭が下がります。N院長は、大きな旗をぐいぐいと振る強いリーダーシップのタイプではありません。ステップ（1）の病院長が受けるエグゼクティブコーチングでのリーダーシップアセスメント結果によれば、「共感性・調和性」等が高いリーダーで、「EI（Emotional Intelligence）リーダーシップ」だと思います。

　これまでの伝統的な強いトップダウンの病院長イメージとは異なる点が院内では大変好意的に受け止められており、コーチングという手法での改革にとても親和性がよいと感じます。特に、N院長がステップ（7）「認定メディカルマネジメントコーチ®」資格を取る挑戦時から始めた「経営

層への1on1」は効果を上げて、さらに関係性が向上したことは改革への大きな足掛かりとなりました。

　経営層が、N院長への尊敬から「改革のためならやります！」「N院長がやりたいことが、私のやりたいことです」と発言するほどです。リスペクトし合う空気と関係性は大変素晴らしく、こうして、一人、また一人と、地道に病院全体のコミュニケーション改革に歩を進めていった点が、成功へのカギとなっています。

【施策の順番と成果】
1．（1）病院長が、エグゼクティブコーチングを受ける
　　《成果》コーチングを受けることを継続しながら、改革を推進。病院長のリーダーシップ開発
2．（3）病院長が、スローガンを（1）で決める
　　《成果》浸透を目指し、経営の羅針盤としてのビジョンを確立した
3．（2）パワハラ課題のある医師へのコーチングを実施
　　《成果》内省を促し自己成長。パワハラ言動・行動が改善した
4．（4）医療安全講習会にて、「心理的安全性」講演実施
　　《成果》職員全員視聴で意識統一を図り、これまで上がってこなかった現場の声が医療安全管理室に届くようになった
5．（11）課題のあるチームへのグループコーチング実施
　　《成果》医師・看護師長・新人看護師で実施。新人看護師の1年目離職がゼロになった
6．（7）病院長が、「認定メディカルマネジメントコーチ® プログラム」を学ぶ
　　《成果》資格取得、病院長のコミュニケーション力・マネジメント力が向上した
7．（8）病院長が、経営層に継続的に1on1を実施
　　《成果》スローガンを柱に、経営層が一丸となった
8．（9）経営層4人が、「認定メディカルマネジメントコーチ® プログラム」受講

153

《成果》経営層の相互理解。職員育成・研修医育成に応用した
9. （5）経営層4人が、エグゼクティブコーチングを受講
《成果》コーチングを「学ぶ（9）」「受ける（5）」を並行して行い、学びを促進させ、経営層のコミュニケーション力・マネジメント力が向上した
10. （10）経営層4人が、リーダー層に1 on 1を実践
《成果》リーダー層とのコミュニケーションの質と量が高まり、これまで共有できていなかったことが共有できるようになり、生産性が向上した

　以上のような取り組みを続けることで、N病院は患者さんとスタッフ双方にとってさらに良い環境を提供できることを確信しています。これからも、病院長を中心とした持続的な改善と進化が期待されます。

《事例：13ステップ中、3ステップ推進の病院》
O病院（病床数：500床）

　病院長を中心に、経営幹部による集団経営体制の構築を目指すO病院は、13のステップのうち、（1）病院長へのエグゼクティブコーチング、（5）経営層6人へのエグゼクティブコーチング、（6）病院長・経営層6人へのグループコーチングの3つのステップを実施完了しました。
　病院長の年齢的に、次期病院長となる後継者育成・リーダーシップ開発も大きな目的の一つです。トップダウン型の現院長とは異なり、次期病院長（現副院長）は、エグゼクティブコーチングでのリーダーシップアセスメント結果によれば、「包含（Inclusion／人を仲間外れにしない）」の強みを持っており、親しみやすい人柄のインクルーシブ・リーダーシップの人です。
　（6）のグループコーチングの1回目は、各人のリーダーシップの強みの共有と関係性向上を主眼に実施。2回目、3回目は次期病院長と経営層

のみで、今後の病院経営のパーパス（個人と組織の存在意義）やKPT（Keep/Problem/Try）を考えるなど、深掘りをしていきました。かなり頭に汗をかいて熟考する時間となり、「これまで日々のことに追われて経営視点に立っていない自分を痛感しました」といった自律的な内省や気づきの声も挙がり、今後の集団経営体制での改革が骨太いものになった感が全体を包みました。

【施策の順番と成果】
1．（1）病院長が、エグゼクティブコーチングを受ける
《成果》継続しながら、改革を推進。これまでトップダウン型で経営を行ってきたが、次期病院長（現副院長）は自分とは真逆のタイプであるため、受容する気持ちに至ることが難しかったが、コーチとの対話によって、その気持ちに折り合いをつけていった
2．（5）経営層6人がエグゼクティブコーチングを受ける
《成果》これまでの病院長トップダウン型経営から、経営陣の集団経営・ウェルビーイング経営を目指して改革を実践した。特に、次期病院長（現副院長）は自分のリーダーシップに迷いがあったが、自信をもって取り組んでいった。経営層は、自身のマネジメント力を向上させ、次期病院長を支援する気持ちと集団経営体制の意識を高めた
3．（6）経営層6人がグループコーチングを受ける
《成果》話し合う必要がありながら、多忙な日常に追われてこれまで話していなかった経営における重要事項を、次期を担う全員で取り組んだことは、次期経営に大きな意味をなした。第1回は病院長も参加したが、病院長の前で副院長が次期経営におけるスローガンを宣言して示したことは、これまでにはなかったリーダーシップの姿勢で、リーダーシップが向上した

次期病院長のリーダーシップと経営幹部のさらなる協力で、U病院は今後も一層の成長と発展が期待されます。

155

紹介した２例の病院のように、コミュニケーション改革に取り組む病院が増えています。もちろん、組織風土を改革することは一朝一夕にできるものではありませんが、確実に、「病院がコーチングで変わってきた！」という手応えが、病院長や経営層の心を熱くしています。これからも改革の努力を続けることで、より良い医療環境の実現が期待されます。

第5章

1 on 1の基本：
働き方改革・世代間ギャップ

5-1 働き方改革の現状と課題

データに見る働き方改革の現状

　日本経済新聞（2024年9月3日1面・3面）に「勤務医24％超過労働　働き方改革道半ば（日本経済新聞社・日経メディカルオンラインとの共同調査）」という記事が掲載されました。この調査は、全国の医師を対象に働き方改革の効果と影響を分析したものです。調査では、回答のあった6,640人のうち、直近1週間の総労働時間を答えた6,047人を集計しました。

　結果によると、病院勤務医の24％が2024年4月の働き方改革関連法施行後も、上限時間を超えて働いていると報告されています。働き方改革関連法では、勤務医の残業は年960時間が原則上限（一部の勤務医は例外的に1,860時間に設定）とされており、これは1週間の労働時間に換算すると60時間に相当します。勤務医の4人に1人がこの水準を超えたことになります。

　また、就労時間規制により診療制限の「影響が生じている」との回答は18％に上り、「今後生じる可能性がある」との回答も21％に達しています。これにより、患者さんの受診機会が減り、病院経営にも影響を与えることが懸念されます。

　加えて、特定の診療科に医師の負担が集中していることが明らかになりました。特に、消化器外科、呼吸器外科、救急科、心臓血管外科では労働時間超過が顕著です。これにより、激務の診療科からの人材離れも懸念され、改革の難しさが浮き彫りとなっています。大学病院の中には他の医療機関に医師を派遣することを取りやめる決断を下すところも出ています。

　その難しさを認識した上で、医師の健康と負担軽減、医療体制の永続的な維持を考慮すると、働き方改革は困難な改革であっても、小さ

な改善の積み重ねによって一歩を踏み出す必要があります。何かを変えるためには人同士のコミュニケーションを通じて知恵を出し合い、創意工夫をしていくことが不可欠です。コミュニケーション改革は、働き方改革を実現するための一つの手段ともいえるでしょう。

時間の使い方の意識

「人より1時間余計に働くことは尊い。努力である。勤勉である。だが、いままでよりも1時間少なく働いて、いままで以上の成果を上げることもまた尊い。そこに人間の働き方の進歩があるのではないだろうか」[15]という松下幸之助氏の言葉があります。時間の使い方を考えさせられる名言です。時間をかけることも、短い時間で成果を出すことも、どちらも大切で尊いことです。

2024年4月に残業時間の上限が適用された3業種（医師、建設業、自動車運転業）のうち、筆者は長時間労働が常態化している建設業の組織開発にも携わっています。建設業界も人手不足が大変深刻で、労働時間を抑えるためには生産性の向上が不可欠です。

建設業の取締役Pさんのコーチングでのことです。Pさんは取締役であり、営業部の要の人物でもあります。高い業績目標を持ちながらも営業以外の業務が多く、時間が不足していることが課題だと話しました。

筆　者：どんどん増える役目や業務。でも時間は有限ですね。何かを減らさなければ肝心の営業時間は作り出せないように思いますが、減らすとしたら、何を減らしますか？
Pさん：減らせるもの。うーん、ないですね。
筆　者：何かを減らして時間を有効に使わないと、目標の達成は難しいのではないでしょうか。何かすり減らものか、人に任せるものがあるのが必要は

---
15) 松下幸之助『道をひらく』PHP研究所. 1968年. p.86.

ありませんか？

Ｐさん：大いにあります。宴席や同窓会活動などの付き合いに非常に時間をとられています。どの相手も営業につながり、断りづらいです。深夜まで会社にいる日も多いです。しかし、視点を変えれば、昼の時間をもっと有効に使うべきです。会議も大変多いのですが、会議の数や時間も考え直す時期に来ています。人手不足は今後さらに加速するわけですから、それを嘆いているばかりではどうにもなりません。

　このような対話を通じて、Ｐさんには時間の使い方を見直す宿題を出しました。創意工夫は、どの職業においても欠かせません。

　たしかに、医療界は命を預かる緊急性の高い現場であり、働き方改革が特に難しい職種です。医師の健康と負担軽減、医療体制の永続的な維持のために従来の考えを見直し、仕事のやり方を工夫し、小さな改善を積み重ねて効率よく成果を上げることを考える時期にあることは確かでしょう。創意工夫を生み出すカギは、知恵を出し合うコミュニケーションの質と量にあります。コーチングは、その創意工夫を後押しできる力を持っています。

日本医師会のデータに見る医師の激務

　医師の激務における疲労度を実際のデータで示すため、「勤務医の健康の現状と支援のあり方に関するアンケート調査報告書」[16]（日本医師会「医師の働き方検討委員会」2022年6月）を引用します。日本医師会に所属する勤務医約8万人から無作為に抽出した1万人（男性勤務医8,434人・女性勤務医1,566人）を対象に行われたアンケートです。

　医師10,000人に配布して、2,786人からの回答（有効回答率27.9％）。

---

16) 勤務医の健康の現状と支援のあり方に関するアンケート調査報告書
　　（日本医師会「医師の働き方検討委員会」、2022年6月）
　　https://www.med.or.jp/dl-med/kinmu/202206kinmuikenko.pdf

回答者の年齢の平均値は54.3歳。50代と60代がそれぞれ約30％。男性が約8割。勤務形態は常勤が約9割、大学病院勤務者は15％。診療科は内科系34％、外科系22％、研修医8％、精神科6％、産婦人科6％、小児科5％等。勤務している病院の病床数は、100〜499床が59％、500床以上が26％）

- 休日が月に4日以下：30％。うち6％は休日がなかった
- 昨年1年間の有給休暇取得日数が4日以下：50％、1日も取得しなかった：20％
- 平均睡眠時間が6時間未満であった：40％
- 当直の際の平均仮眠時間が4時間未満であった：44％
- 1カ月に4回以上の当直を行っていた：20％
- 調査前1カ月の主たる勤務先における時間外労働時間が80時間を超えていた：8％。全体の4％は100時間を超えていた
- 半数が、主たる勤務先の労働時間外にアルバイトや外勤を行っていた
- 調査時点で新型コロナウイルス感染症に対して最前線で診療を行っていた。側方支援は3割、後方支援は6割だった。若年医師ほど最前線での診療割合が高かった：4％
- 半年間に1回以上、患者や家族からの不当なクレームの経験があった：40％
- 健康状態により仕事のパフォーマンスが中等度以上低下した状態であった：11％
- 中等度以上の抑うつを呈していた：8.5％
- 1週間に数回以上自殺や死について考えていた：4％
- 不健康である・どちらかというと健康ではないと回答した：16％
- 自分自身の体調不良について他の医師にまったく相談しないと回答した：40％
- 3割を超える医師が、医療法改正により2024年度に医師の時間外労働上限規制がはじまることについて「あまり知らない」「まったく

知らない」と回答した
- ４割を超える医師が、時間外労働上限を超えた場合の追加的健康確保措置の具体的内容について知らなかった

■データに見る、コーチングで支援できること

　また、少しさかのぼる調査になりますが、「勤務医の健康の現状と支援のあり方に関するアンケート調査報告書」[17]（日本医師会「勤務医の健康支援に関する検討委員会」2016年6月）の調査の210ページにも及ぶ資料の中で、気になったことがあります。
- 「自分の体調不良を他の医師に相談するか？」に対して、
　「まったくしない」が43.6％
- 「なぜ相談しないのか？」に対しては、
　「自分で対応できる自信があるから」59.1％
　「その他」20.2％
　「同僚に知られたくないから」11.5％
　「自分が弱いと思われそうだから」6.1％
　「勤務評定につながる恐れのため」3.0％

　健康な体と心があってこその仕事です。なぜ相談しないのかに挙がっている理由に対して、コーチングは支援をすることができると考えます。

　また、
- 中等度以上の抑うつを呈していた：8.5％
- １週間に数回以上自殺や死について考えていた：４％

も、本人の苦しみもさることながら、社会的にも大きな影響力があるゆえに、外部の支援が力になれるかと思います。

17）勤務医の健康の現状と支援のあり方に関するアンケート調査報告書
　　（日本医師会「勤務医の健康支援に関する検討委員会」2016年6月）
　　https://www.med.or.jp/dl-med/kinmu/kshien28.pdf

2024年4月から、厚生労働省からの指導により医療界も医師の働き方改革が法整備されました。厚生労働省のHPには、医師の働き方改革周知の目的で下記のようにわかりやすく説明されています。

医療を持続的に提供できる社会の実現のために
　日本ではいつ、どこにいても必要な医療が受けられる社会を守るため、医療者が日々努力を重ねています。しかし、その社会は医師の長時間労働によって支えられています。少子高齢化が特に進む地域では、医療従事者全体のマンパワーが不足していきます。増加する高齢の患者さんは、治療に時間と人手が必要であり、医療が高度化するほど修練に年月もかかります。これからも、医師個人の業務が増えるかもしれません。今後、こうした医療を取り巻く状況の変化が見込まれる中で、地域に必要とされる医療を持続的に提供できる社会の実現が必要となってきます。
　多様な医療従事者が活躍をしつづけるために、働きやすい環境を作っていくことが大切です。医師の働き方改革を進めることは医師・患者さんの双方にとって重要なことです。
　医師にとってのメリットは、
・勤務間インターバルの確保により必要な休息がとれる（宿直明けは昼までに帰宅できる）
・タスクシフト／シェアの推進により、医師でなければできない仕事に集中できる
　患者さんにとってのメリットは、医師の健康が確保されることで
・さらに安心・安全な医療が受けられる
・質の高い医療が受けられる

Q 研鑽は労働時間に含まれるのでしょうか？
・上司等の明示・黙示の指示によって行われるものは、労働時間に該当することになります。

・在院時間が全て労働時間になるわけではなく、使用者の指揮命令下に置かれているかによって判断されます[18]

　筆者は法についての専門家ではありませんので相談にはのれませんが、指導医側の「自己研鑽」の取り扱いについての悩みを聴くことはしばしばあります。「上司等の明示・黙示の指示」という表現の受け取り方が人それぞれで、普段からの関係性構築や良好なコミュニケーション、明確な説明と合意をとっておかないと、世代間ギャップと相まって誤解やコミュニケーションエラーが生じ、「パワハラだ」という訴えにもなりかねない点も踏まえておかねばなりません。

　働き方改革とは「多様な医療従事者が心身ともに健康で、働きがいをもって活躍し続けるために、働きやすい環境を作っていくこと」だと思います。病院での働き方改革は大変困難なことですが、コミュニケーションを取り合って創意工夫をはかっていくことで、一つでも二つでも改善できることがあるはずです。これは、第6章で述べる「ウェルビーイング経営」にも関連しています。

---

18) 厚生労働省いきいき働く医療機関サポートweb いきサポ「医師の働き方改革」『医師の働き方改革〜患者さんと医師の未来のために〜』PPT.

5-2 Z世代と昭和親父のギャップと橋渡し

不寛容な時代

　現代は「不寛容な時代」ともいわれています。昭和世代の筆者は、「これは言ってはいけない。これはハラスメント、これは差別」と、言葉ひとつがいつからこんなに窮屈になったのだろうとも思います。自由な時代になったはずが、逆に不自由で不寛容になってしまった感は否めません。

　コーチングは、受容力によって寛容な心を広げていきます。不寛容は、対立や嫌悪、誤解を生みやすく、世代間や価値観の違いが大きく影響する職場では特に顕著です。たとえ自分の考えと異なる価値観や行動であっても、まずは相手の意図や背景を理解しようとする姿勢を持つことが、真の対話を生み出します。

　寛容も受容も、ただゆるく甘く相手を許すことや妥協することではありません。それは、相手の存在や考え方を尊重し、その違いを理解した上でコミュニケーションを深めていくプロセスです。このプロセスを通じて不寛容が寛容に変わり、対立が協働に変わっていきます。コーチングはこの「受容の力」を広げ、対話によって新たな解決策や発展的な関係を築く手助けをします。

　特にZ世代と昭和世代のギャップは、働き方や価値観に大きな違いがあります。Z世代は自己表現やワークライフバランス、楽しさを重視し、自由な働き方を求める一方で、昭和世代は努力や根性を美徳とし、仕事に対する責任感が強い傾向があります。

　指導や育成においても、昭和世代は上司から厳しい叱責の言葉が飛び交う中で育ちました。一方、Z世代は「親にも怒られたことがない」という声をよく耳にします。このように、育ってきた環境の違いもまた、ギャップを生む原因となっています。しかし、コーチングは

その橋渡しとなり、双方が互いの強みを理解し合い、補完し合うことができるようにします。

パワハラ、ゆるブラック、どちらも離職

病院でも企業でも、心理的安全性を誤解した解釈で「ぬるくて、ゆるい組織」になっていたり、もっと成長したいと思う若手が「働きやすさはよいし上司は優しいが、今の組織では自分は成長できない」と感じてよりキャリアップを目指して転職する話もよく耳にします。

「強く言えば、パワハラ。優しく言えば、ゆるブラックで成長できないから辞めます。飲みに行って話そうよと言えば、飲みは嫌いですと断られて寂しい気持ちになる。いったいどうすれば、いいんでしょう」という指導育成側の声がこだまします。

世代間の橋渡し

結論として言えることは、最終的には「たとえわかり合えなくても、まずは話し合いましょう」という、人間が持つ基本的な能力に帰結するのではないかと思います。

病院のコミュニケーション改革に関しては、「4-4　実践ガイド：コミュニケーション改革13のステップ」で述べたように、コーチング技術を用いて世代間のギャップを理解し合うことが改善の道の一つです。業務時間内に定期的な1on1やグループコーチング、さらには研修医教育の場でワークショップ型の時間を設けることで、個々の価値観や働き方に対する考えを共有し、相互理解を深めることが可能です。

研修医教育にコーチングを取り入れる際、育成側は従来の講義型の指導法で「医師とはこうあるべき」と教え諭すだけでなく、対話型のワークショップ形式を取り入れる工夫が必要です。

たとえば、どのようなキャリアを築きたいのか、どのような医師になりたいのか、医師としてのプロフェッショナリズムをどのように考えるか、といったテーマで、自分の言葉で意見交換を行うことが効果的です。育成側もこれらの意見を聞くことによって、今後の育成方針を考えるきっかけとなります。たとえ自分たちの世代の価値観とは異なっていても、それぞれの思いを知ることで相互理解が深まり、コミュニケーションが円滑になり、最終的には組織全体の結束力が強化されます。違いも含めて「お互いを知り合う」ことが、関係性を深めるための重要なステップです。

　Ｚ世代と昭和世代の価値観の違いを尊重しつつ、共通の目標に向かって協力する姿勢を育てることも大切です。これには柔軟な働き方の導入やキャリア開発のサポートなど、個々のニーズに応じた対応が求められます。これこそが、後述する「選ばれる病院」になるための重要な要素ともいえるでしょう。

　こうした世代間ギャップや価値観の違いを話す場として「１on１面談」があります。１on１面談は職場で上司・リーダーと部下・スタッフが行うものですが、コーチングの技法は家庭や他の人間関係にも応用できます。特に病院では、高齢者から若手まで幅広い年齢層の人が働いていますので、世代間のコミュニケーションは重要な課題です。

　したがって、本章２節と３節の事例では、あえて家庭におけるコーチング技法の活用例を紹介します。年齢の壁を越えて、コーチングがどのようにしてネガティブな思考をポジティブに転換し、効果的なコミュニケーションを促進するかを具体的に示します。

《事例：ワーキングママが変化した質問》
建設的思考で内省を／金融機関勤務の娘への1 on 1

上司に本音の話はできない

　10年間金融機関で働いて、初出産をして母親となった32歳の筆者の娘の事例です。本音の対話について考えを巡らせていた筆者は、ミレニアル世代の働く女性のケースとして、娘にコーチングの質問で1 on 1をすることにしました。

3つの質問

筆者：【質問1】どんな上司だったら、あなたは本音を話せると思う？

娘　：私にとって何よりも大切なものは家庭。「家庭と仕事の両立」が大切な価値。その価値観が違って受容できないとしても、業績という組織の命題ばかりに結びつけず、自分の価値観を押し付けずに、まず、私の"キャリアプランへの思い"を知ろうとしてくれる上司だったら本音を話そうという気持ちになる。

筆者：【質問2】育児を見てもとても手際がよくて、あなたはいわゆるデキる社員だと思うけど、上司はいま以上にあなたに何を望んでいると思う？

娘　：ありがとう。毎日必死なので、そう言ってもらえるとうれしい。上司は、私がもっと自発的に計画・立案をして自ら仕事量を増やして階級が上がることを望んでいると思う。もちろん私も、家庭を大事にしながらもそこにメリットがあるのならばチャレンジしようとは思うけれど、組織の理屈（業績）の一点だけで伝えてこられると、階級が上がれば忙しくなるばかりで私のメリットが感じられないの。私の"キャリアプランへの思い"も聴いて、知ろうとしてくれるところから始まれば、私自身の気持ちも違う。私の側にも立ってもらえれば、伝え方もおのずと違ってくるわけで、そうなれば本音の対話ができてありがたいと思うわ。

筆者：【質問3】仕事においてのあなたの幸せは、どういうもの？

娘　：私は家庭が一番大切だから、どんなに仕事量が多くても翌日に積み

残さず17時までにきっちりと終えて、"生産性高く働く"ことを大事にして、そこを頑張っているの。いろいろな考え方があるとは思うけれど、そんな私の働き方を、近くで見ている職場の人が「あんな働き方もいいね」とロールモデルのように思ってくれたら、それはとても幸せなこと。

仕事と人生における価値観

　現に、家庭を大事にして生産性の高い働き方をする娘に共感し、尊敬してくれる女性スタッフも多くいて、それがとてもうれしいと話してくれました。娘と筆者は仲の良い親子ですが、これまでに仕事における価値観をじっくりと話す機会まではありませんでした。仕事に対する娘の思いを初めて知り、「生産性高く働くロールモデルに」という目標を持って働く娘を誇らしく思い、そのことを素直に伝えました。

　親子だからできたことといえばそれまでですが、家庭を第一にと考える若い人の価値観を優しい気持ちで聴くこともできて、とても有意義な1on1になりました。

コーチングポイント

　筆者が行ったアプローチは、自分の価値観を話すのではなく、アドバイスや忠告に時間を割くのではなく、シンプルなコーチングの"質問"を投げかけたことと"承認"を伝えたことのみです。そして、若い人から学び教えてもらおうと心したことです。娘も上司への不満を言うのではなく、建設的思考で内省をしていた姿が印象的でした。

　誰もが頑張っているポイントがあり、大切にしている人生の価値観があります。そのことに思いをはせる時、本当にその人の立場に立っているだろうか、組織や自分都合の理屈だけで伝えてはいないだろうかと、自分を省みることが大切です。

5-3 実践ガイド：効果的な1on1の基本

　この節では、現在徐々に導入が進んでいる1on1面談について、実践ガイドと事例を含めて説明します。1節では働き方改革について述べましたが、ここでは働き方改革に特化するのではなく、「コーチングを使った1on1面談の基本」を述べます。

■「1on1」の正しい理解を

　昨今、企業では管理職と部下の「1on1」の導入が進んでいます。病院ではまだ、企業に比べると少ないようです。

　1on1とは、上司と部下が1対1で定期的に行う、コーチング技法を使った面談のことです。1on1では、関係性向上と自律的成長の支援を目的とした部下主体の本音の対話が交わされます。企業では、従来から目標面談（MBO）や評価面談が行われていますが、1on1がそれらの面談と異なるのは、「人材育成を効果的に行うための対話の時間」であるという点です。1on1は、上司のための報告でも連絡でも相談でもありません。しかし、企業でもまだ真の意味で理解されておらず、上司と部下が話す面談はすべて1on1と誤解されているケースや、通常の目標面談などとの区別がついていないケースも多く見受けられます。

　上司と部下が1対1で話す面談というと、上司が何かネガティブなことを指摘したり叱ったりする場面をイメージしがちです。そのため、上司が部下を管理するための時間という印象を抱かれることが多いのですが、1on1は管理ではなく、「部下主体の対話で、部下の成長を支援する育成の時間」です。その育成手段としてコーチングの技法を使います。

　ウェルビーイング経営を推進するための手段として1on1を全社

的に広めた銀行では、通常の面談と区別するために「１on１コーチング面談」という呼称にして実践を徹底しました。

ある日のコーチングセッションにて

　図表15の発熱外来・コロナ病棟の指揮を執る病院長の言葉は、皆さんの組織でも大なり小なり、身につまされるのではないでしょうか。

　コーチングは新たな視野を広げる対話のアプローチです。特に関係性の課題の場合、リーダーが関係性の絡み合った糸の中に一緒に埋もれていては、もがくばかりで新たな解は見えてきません。コーチングの時間に「関係性を俯瞰する」思考で全体を見て、診療科を越えて一枚岩になるために思考を広げていきます。

・うまくいっていることは何で、うまくいっていないことは何か？
　（うまくいっていることは続ける。うまくいっていないことは方法を工夫する・方法を変える）
・何があれば診療科を越えて協力者が得られそうか？
・たとえば、一同への協力の仰ぎ方において、"伝え方"で工夫する方法は何か？
・具体的に、誰なら力を貸してくれそうか？　その人にどう伝えれば

**2021年、発熱外来・コロナ病棟の指揮を執られる
院長先生**

「診療科を越えて、医師も看護師も病院全体も皆が協力し合い、一枚岩にならなければ立ちいかない。しかし、使命感・温度感・価値観・背景の違い等、さまざまな課題によって、組織全体の関係性がガタガタ。本当にどこから手をつけたらよいのか、と思うほどに、『関係性』が悪化している状態です」

図表15　ある日のコーチング・セッションにて

理解して力を貸してくれそうか？
・新たな一手は何か？

これらのコーチングの質問をすることによって、病院長は思考を整理していきました。

「褒められない、他人との比較」を脱して

第1章2節でも強調しましたが、組織内の関係性や育成においては、自分の物差し・基準で相手を見て、「ここがダメ、あそこがダメ」というダメ出し・荒探しの風土を強める傾向があります。また、自分自身に対してもダメ出し中心で自己肯定感を下げ、ネガティブ思考で迷いに陥りがちな傾向も多く見聞きします。さらに、協調性を重んじる日本の文化的特質は美しい心を育む反面、同調を求めて出る杭を打つ集団を作りがちという傾向も否めません。

内閣府の『子ども・若者白書（平成26年版）』によると、諸外国に比べて日本の若者は「自己肯定感・意欲・学校や職場への満足度・自分の将来へのイメージ等がいずれも低い」ことが顕著に表れており、「褒められない。比較されて育った」ことがその要因といわれています。これらの現実を鑑みても、従来の教えるだけでは育たないことが理解できると思いますし、「ダメ出しの文化から、労いの風土へ」の転換が極めて重要です。ぜひそれを1on1で実践するところから始めてください。

ネガティブからポジティブへ思考を転換する質問法

コーチングによる育成は、
・良いところ・できているところにフォーカスして問う（質問）
・労いを言葉にして相手に伝える（承認）
・行動変容や軌道修正のために相手が受け取りやすい伝え方で伝える

（フィードバック）
等によって、相手が自ら自信とやる気を生み出し、できなかったことに対しても自ら気づいて改善へと歩みを進めるように導いていきます。心を爽やかにする未来肯定形の対話のアプローチは、ネガティブな思考をポジティブな思考に転換する育成法でもあります。

　図表16のケース1は、過去否定形になりがちな質問例、どこの組織でもよく見かける指導例です。前述したプロ野球球団一軍二軍監督コーチ陣も、最初は「負けるな！」「なぜできないんだ！」「君のここがダメなんだ！」という否定形の声かけの風土でした。特に、経験豊富で成功体験も積んで熟練し能力も高いリーダーは、自分なりの成功の法則や答えを備えていますので、「こうすればいい」という答えを即刻伝えがちです。もちろんそれも大切な知恵ですが、自律性を育むためには相手が自分で考えるためのアプローチが必要となり、そこには「必ず相手が自分の答えを出す」ことを信じて待つ姿勢も重要です。

　ケース1の質問形では、育成するリーダー側はそんなつもりで言っていなくても、相手は①責められているように感じて、ネガティブな

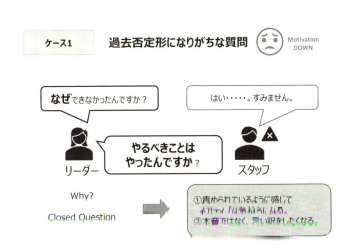

図表16　【質問力トレーニング】相手がネガティブな気持ちになる質問

気持ちになる、②本音ではなく言い訳をしたくなる、という気持ちにしてしまいます。つまり、過去否定形になりがちな質問例です。

一方、図表17のケース2を見てください。

What や How を使った質問だと、①自分の考えや意見を伝えてもよいと感じて対話が広がる、②自分で考え、自分の答えを出す思考が身につく、③積極的な内省を促すことができる、という効果が表れます。つまり、未来肯定形の質問です。

ケース2は、ある総合病院のコーチングによる育成の事例でもあります。この総合病院では、副看護部長自らが自己投資で長年筆者のコーチングプログラムを受講してマネジメント力の向上を図り、自身もコーチングを受け続けて自己変革に努めています。以前は「こうしなさい、ああしなさい」中心の指導法だったそうですが、スタッフの良いところを見て自己肯定感を高めることに尽力し、コーチングスキルを上達させて支援を加えたことで、看護師育成に寄与できたと語っています。その育成手腕は副看護部長自身のキャリアアップにもつながりました。

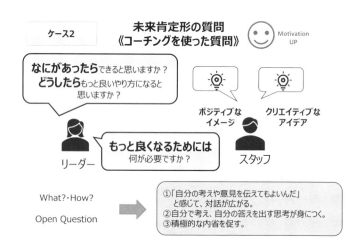

図表17 【質問力トレーニング】相手が自律型の思考になる質問

ネガティブな不満から、ポジティブな解決策へ

どんな職場でも、ネガティブな不満はつきものです。不満は伝染し、組織風土をネガティブに変えていきます。人はしばしば「あの人のせいで」といった他責思考や「どうして自分だけが」といった悲嘆思考（被害者意識や自己憐憫など）に陥りがちです。

また、指導・育成する上司も不満を聞いてカッとなり、場合によってはそれが怒りに転じ、攻撃的な口調でパワハラとなる事態を招きかねません。

そこで、コーチングの技法を学び、活かすことが重要です。コーチングによって、相手のネガティブな不満をポジティブな解決策に転換できるのです。

図表18を見てください。

この図表では、承認しながら質問を通じて相手のネガティブな不満がポジティブな解決策へと変わるプロセスが示されています。これは、コーチングが持つ大きな力を表す一例です。

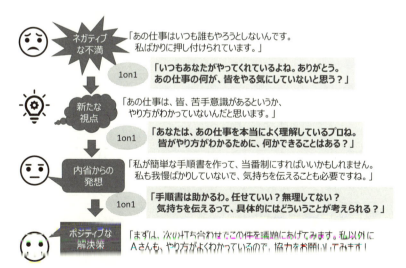

図表18　ネガティブな不満からポジティブな解決策へのプロセス

コーチングのフロー（流れ）と GROW モデル

次に、コーチングのフロー（流れ）について述べます。

コーチングは図表19のような流れをたどります。それは、1回のセッションもこの流れですし、6カ月なら6カ月全体もこの流れを常にたどります。コーチングを身につけるには、このフローを頭の中にしっかりと持っていることがとても大切で、「目的地まで進むコーチングの地図」といえるでしょう。コーチングのPDCAサイクルともいえます。

コーチングのフローを形づくるものが「GROWモデル」で、以下の流れで進んでいきます。
・G=Goal（目標・目的の明確化）
・R=Reality（現状までの把握）
・O=Options（選択肢の創造）Resource（資質の発掘）
・W=Will（目標達成の意思・行動喚起）

ビジネス現場において効果的な1on1は、お互いに仕事時間の負

コーチングの流れ（GROWモデル）

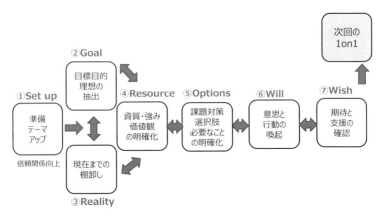

図表19　コーチングのフロー（流れ）

担にならないように、仕事時間の2％を目安にすることです。そうしなければ双方に負荷がかかり過ぎて継続が難しくなります。ですから、短時間（15〜20分／長くても30分で収める）でできる方法を取ります。そのため、1回のセッションで、このGROWの流れのすべてを行えないことは当然あります。その場合は「今日は（Gの）目標のところを話しましょう」「次回までに、少し（Rの）現状の棚卸しをキーワードだけまとめてきてください。次回話しましょう」という形で、効率よく行うことが大切です。

やる気に火をともすコーチングの問い

「人がやる気を出して自ら動くために、どんな支援をすればよいのか？」という永遠の問いがあります。それは、「共に考え、一緒に描く」支援だというのが筆者の答えです。コーチングは、傾聴・承認・質問・フィードバックなどのスキルがある中でも、「質問」は相手が能動的に自分に向き合い、内省し、自分で考え自ら行動する力を育成するパワーを持っています。

その質問法として、このGROWの質問があります。仕事の現場では「現在の状態（Reality）」の共有が会話の中心を占め、「理想の状態（Goal）」「在りたい姿」を描く対話を日常的に行うことは少ないものです。しかし、ゴールイメージを描く質問を投げかけることによって相手の視点が変わり、視野が広がり、視座を高めるポジティブな変化が自然と生まれてきます。操作・誘導をせずにゴールを描く質問によってやる気に火をともすのです。

GROWの質問例

参考に実践ツールとして、GROWの質問例を挙げます。
【Goal：（目標・目的の明確化）】

①あなたにとって、理想の状態とはどのようなものですか？
②周りにどんな影響や変化があったら、達成したと言えますか？
③ゴールにチャレンジした時に、得られることは何ですか？

【Reality：(現状までの把握)】
①達成した時と現状とでは、どこが一番違うと思いますか？
②今、10点中何点ですか？できている○点の内容を教えてください。
③今あなたを押しとどめているものがあるとしたら、それは何ですか？

【Resource・Options：(資源・資質・選択肢の発見・創造)】
①あなたは今までに、どのような成長をしてきたと思いますか？
②あなたの経験の中で、使えることはどんなことですか？
③さらに大きく踏み出すために、必要なことは何ですか？

【Will：(目標・目的達成の意志喚起)】
①明日からでも実践できる、小さな一歩は何ですか？
②だれと、いつ、どこで、どのように、やりますか？
③達成するために、一番大切にすることは何ですか？

　この例は一部ですが、上記のような質問を投げかけることによって、新たな思考回路が拓いていくのがコーチングです。
　GROWの質問の理解が難しい場合があるので、相手が行動に移したわかりやすい事例を紹介します。コーチングの基礎に則った筆者(娘)と89歳の母の実際の対話です。本人自らがネガティブな気持ちからポジティブに転換して行動に移ったもので、患者さんにも使えるコーチング事例です。カッコ書きでコーチングの技法も記載しましたので参考にしてください。
　なお、質問にはパワーがありますが、質問一辺倒になってしまうと詰問に感じられることがあります。必ず承認や労い、感謝の言葉と共に伝えるようにしてください。「承認がやる気の源泉」であり、「質問

第5章　1on1の基本：働き方改革・世代間ギャップ

がやる気に火をともす」ということを覚えておいてください。

《事例：高齢者がネガティブからポジティブへ》

　同居している筆者の母は89歳、行動的で若々しくしっかりした人です。グルメでおいしいお店に食べに行くのが趣味ですが、コロナ禍の自粛生活で外食に出かけることもできず、運動不足で食が細くなり、体重はかなり落ちました。そのために入れ歯が合わなくなり、ますます食事がおいしくないという負の連鎖が起きていました。入れ歯を作り替えようという気持ちはあっても、そのためには苦手な歯科通いを決心せねばならず、ネガティブな気持ちが日に日に強まり、口の中の違和感に意識が行って落ち込んでいました。筆者はまず母のネガティブな気持ちをじっくりと聴き（傾聴）、ある程度母が気持ちを話せたところで、頃合いを見てコーチングの質問（ゴールを描く質問／視点が変わる質問）をしました。

筆者：お母さんはグルメでしょ。ちょっと想像してもらいたいのだけど、もし歯科通いを乗り越えて入れ歯が新しく爽快になったら、最初に何を食べに行きたい？　私がお供しますよ。（未来、ゴールを描く質問）

母：それなら、絶対お寿司だわ。

筆者：お母さんはお寿司が好きだものね。どこのお寿司が食べたいの？（具体的にイメージする質問）

母：それは名店〇〇のお寿司よ！

筆者：さすがグルメ！　大きく出たわね（承認）。私も久しぶりに一緒にお寿司を食べたいな。新しい入れ歯を作ったらどうかしら？　型取りなどお母さんが苦手な治療の日は、目をつぶって、目の奥に私とお寿司を食べるシーンをイメージするのはどう？（一緒にゴールを描く。こちらが断定するのではなく、ポジティブな質問で相手に返す）

母：そうね。お寿司を食べたいから頑張って歯医者さんに行こうかな。くうやく暗く考えくいくし、楽しくないしのね。(内省)

筆者：そうよ。行動的なところがお母さんの最も良いところだもの（承

179

認）。何か私に手伝えることはある？（放り出さずに見守り、背中を押す）
母　：大丈夫。一人で行けるわ。（行動宣言）

　翌日、母は早々に歯科の予約電話を自分で入れて（行動・実行）、「入れ歯の型取りで呼吸が苦しい時は、あなたが言ったお寿司のイメージをして乗り切ります」と、連絡をくれました。コーチングは、相手の心を軽く爽やかにして、自ら行動へと進む対話の技法です。

コーチングポイント

　仕事の現場での質問は、通常、現状の課題の共有やその課題解決に焦点が当てられます。しかし、時として現状の課題にとらわれすぎると思考が膠着し、堂々巡りに陥り、不満や愚痴といったネガティブな思考に引きずられてしまうことがあります。
　事例でも母のネガティブな気持ちに、「もし入れ歯を作り替えて爽快になったら？」というG（Goal）の質問で、一気に話の流れが明るい方向に変わりました。
　GROWモデルの特にG（Goal）の質問は、日常ではあまり尋ねられないものであり、感情や思考にアクセスし、誰もが心に持つ明るい希望やビジョンを描く力を持っています。このコーチングのフローを理解し、GROWモデルの質問を日常の中で一つでも取り入れることで、感情と思考が広がり、新しいアイデアや解決策が生まれるのです。
　たとえば、人員不足という課題に直面していて新しい解決策が見つからない場合、G（Goal）の質問を使った会話を考えてみましょう。
看護師長：もし、中堅クラスの看護師が一人増えるとしたら（Gの質問）、今の状況はどうなると思いますか？　今はできていないけれど、できるようになることって、どんなことが考えられるかしら？
看護師：一人増えたら、全然違うと思います。今は人員不足で業務に追われ、若手の声を十分に聴いてあげる余裕がありません。２年目のAさんが、最近元気がなくて気になっています。一人増えたら、そういったケア

にももっと注意を払えるようになると思います。そうしたサポートができれば、離職防止にもつながるはずです。でも今でも、短時間でできるサポートはありそうですね。ちょっと反省です。

看護師長：そうね、心のケアはとても大事よね。わかりました。増員に向けてもっと積極的に動いてみます。

看護師：実は私の友人で、お子さんが2歳になって復職を考えている人がいます。ちょっと声をかけてみようと思います。

看護師長：それは助かるわ。ぜひお願いします。

　このように、日常の対話の中にコーチングの質問を一つでも加えることで、課題に対する新しい視点が生まれ、解決策が見えてくることがあります。現状の課題にフォーカスしつつも、未来の可能性に目を向けることで思考の膠着状態が解け、前向きなエネルギーが生まれ、双方向でアイデアが浮かび行動が加速していくのです。

　また、質問することに心をとらわれ過ぎると、おろそかになるのが傾聴と承認です。質問が詰問になってしまっては、元も子もありません。そこで改めて図表20に大切なチェックポイントを示します。ぜひ、日頃の自分を振り返ってみてください。

傾聴のチェックポイント
- 相手の会話に割り込んでいませんか？
- 相手が話しているときに別のことを考えていませんか？
- 相手の考えを先読み先取りしていませんか？
- 上司のあなたが会話を独占していませんか？
- 相手の話をさえぎってはいませんか？

質問・承認のチェックポイント
- 質問攻めで「詰問」になっていませんか？
- あいづち・うなづき・アイコンタクトをとっていますか？
- 声のトーンやスピードを相手に合わせていますか？
- 相手の表情やしぐさの変化にも注意をはらっていますか？
- 相手の良いところ・できているところを伝えていますか？
- 相手を尊重し、心の底から労いや感謝を伝えていますか？

図表20　傾聴、質問・承認のチェックポイント

第 **6** 章

パワハラ改善と
ウェルビーイング経営

6-1 ウェルビーイング経営の重要性

ウェルビーイングとは何か

多くの人が「幸せに生きたい」と願っています。ここでいうウェルビーイングとは、単に身体の健康だけでなく、精神的な安定や社会的なつながりといった、広い意味での幸福感や充実感を指します。ウェルビーイングは「身体的、精神的、社会的に良好な状態」を追求するもので、医療従事者にとっても、心身の健康と仕事の質を高めるために欠かせない重要な概念です。現代の経営において、働く人の幸福感を重視することは単なるトレンドではなく、組織の持続的な成長と成功に欠かせない要素となっています。

なぜ現代にはウェルビーイング経営が必要なのか

働き手の価値観が多様化する中で、職員の幸福感を尊重する経営は、組織の持続的な発展と選ばれる組織になるための不可欠な要素となっています。特に医療の現場では、医療従事者が心身ともに健康で働ける環境を整備しなければ、質の高い医療の提供を維持することは難しく、組織全体の持続可能性が損なわれます。そのため、ウェルビーイング経営は今の時代において、単なる選択肢ではなく、必然といえる取り組みなのです。

特に病院においては、医師や看護師をはじめとするスタッフのウェルビーイングを重視することが、質の高い医療提供と組織全体の持続可能な運営に直結しています。ウェルビーイングには、心身の健康、職業上のやりがいや働きがい、同僚や患者さんとの良好な人間関係、社会的なつながりが含まれます。これらを高めることは、医療従事者一人ひとりの幸福感を向上させるだけでなく、病院全体のパフォーマ

ンスや患者ケアの質の向上にもつながります。

具体的な影響として、以下の点が挙げられます。
①生産性の向上

　　ウェルビーイングが高い従業員は、仕事に対する集中力やエネルギーレベルが高く、生産性が向上します。
②創造性とイノベーションの促進

　　精神的な余裕があると、新しいアイデアや革新的なアプローチが生まれやすくなります。
③従業員の定着率の向上

　　ウェルビーイングが高い職場環境は、従業員の満足度を高め、離職率を低減させます。
④組織イメージの向上

　　ウェルビーイングを重視する組織は、社会的にも高く評価され、優秀な人材を引きつけやすくなります。

なぜパワハラ改善はウェルビーイング経営において重要なのか

　職場におけるパワハラは、従業員の精神的な健康を損ない、ウェルビーイングを低下させる大きな障壁となります。医療現場では、パワハラによるストレスがメンタル不調や離職を引き起こし、結果的に患者へのケアの質を低下させる要因ともなります。

　パワハラ改善に取り組むことは、働きやすい職場環境を構築し、医療従事者が安心して力を発揮できる状態を生み出すカギです。それは、組織の信頼感を高め、ウェルビーイングを向上させるための重要な一歩であり、持続可能な経営基盤を強化する上でも欠かせない取り組みです。

　このように、病院長・経営層は病院全体の「ウェルビーイング経営（幸福経営、健康経営）」への責任と、ウェルビーイング向上のための

取り組みを推進する必要があります。本書では、この取り組みの要として「病院コミュニケーション改革」を提案します。

幸せの4つの因子

　ウェルビーイングを向上させるための重要な要素として、「幸せの4つの因子」があります。これは、日本における幸福学・ウェルビーイングの第一人者であり、慶應義塾大学大学院教授の前野隆司氏の研究によるもので、これら4つの因子は、人々が幸福感を持って生きるための基本的な要素と提唱されています。これらを日々の思考や行動に反映させることが、幸福な生活を築くために重要です。
①やってみよう（自己実現と成長）
　→目標に向かって自ら学び成長し、「やってみよう」と主体的に行動できることが幸福感を高めます。
②ありがとう（つながりと感謝）
　→周囲の人々とのつながりを大切にし、感謝の気持ちを持つことが、日々の幸福感につながります。
③なんとかなる（前向きと楽観）
　→前向きで楽観的な思考により、「なんとかなる」と困難に立ち向かう力を持つことが重要です。
④あなたらしく（独立とマイペース）
　→他人と比較せず、自分らしさを大切にして生きることで、自己肯定感が高まります。
　この「幸せの4つの因子」を意識して日々の生活に取り入れることで、個々の幸福感を高め、心身のバランスを保つことができるとされています（前野隆司『幸せのメカニズム　実践・幸福学入門』講談社現代新書.2013年12月）。
　筆者はウェルビーイングを向上させるために、認定メディカルマネジメントコーチ®プログラムにもウェルビーイングへのコーチング法

を取り入れています。1on1では自身の存在意義や働く意欲を再確認し、職場での役割をより深く感じられるよう支援します。自分にとっての働きがいや働くことでの幸せを言葉にし、自分が組織の一員としてどのように貢献できるかを明確にすることで、やる気の向上や心の持ちようの改善が促され、結果的に離職防止にもつながります。

国連の「World Happiness Report（2024年版）」[19]によると、日本の幸福度は51位、主要7カ国（G7）の中で最下位です。この結果は、日本の組織が働く人の幸福感を高めることの必然性を示しています。病院も、幸せに働ける環境を整えることが、質の高い医療提供を支え、組織全体のパフォーマンスを向上させる基盤となるのです。そして、人と人が共に働く職場では、より良いコミュニケーションが幸福度にも直結しています。

《銀行》ウェルビーイング経営のコミュニケーション改革

某銀行で「ウェルビーイング経営のための1on1コーチング面談研修」を4カ月間にわたり展開しました。日本全国と海外全拠点（ニューヨーク、ロンドン、ルクセンブルク、上海、北京など）の部長層・課長層、約1,500人を対象にしたリモート研修で、1回につき80人のトレーニングを積み重ねました。リーダー層がコーチングの面談スキルを培い、1on1で活かし、会社全体の幸福度を上げる施策の研修です。銀行業界もまだまだ古い体質で、全社挙げて取り組んだ「組織全体のコミュニケーション改革」の一大プロジェクトでした。

銀行も選ばれなければ生き残れない時代です。お客様に選ばれ、行員にも選ばれ、就職を控える学生たちにも選ばれるために、まさに真剣勝負です。病院組織も、選ばれる病院になるために、病院長・経営層が一丸となって改革を進める時代が到来したということです。

19）World Happiness Report 2024, United Nations, https://worldhappiness.report/

パワハラなどの悪しき慣習を黙認する古い体質では、選ばれる病院にはなりません。組織風土を一新しなければ生き残れない時代です。

《事例：悲観は気分、楽観は意志》
私立病院　R院長　50代（男性）

「なんともならないことばかり」

R院長にウェルビーイングについてのコーチングを行った時のことです。「幸せの４つの因子」についてそれぞれの体験をシェアし合う中で、病院長は苦笑いをして言いました。

R院長：なんとかなる！　と考えられればよいけれど、私に回ってくる話はなんともならないことばかり。院長室に来る人は「辞めます」って人ばかりです。

思わず「そうですよねぇ」と苦笑した後、思い出したようにR院長は話を付け加えました。

「よくよく考えてみれば」

R院長：私に回ってくる話はなんともならないことばかりとさっき言いましたけれど、とはいえ、よくよく考えてみれば、私はこれまでの人生で、なんとかならなかったことはないですね。たしかに毎日頭を抱えることはいろいろあるけれど、結局のところなんとかなってきた。なんとかしてきたってことなのかもしれませんね。

筆　者：それはすごい！　究極のポジティブじゃないですか。なんとかなってきた＝なんとかしてきたって、先生の幸福力ですね。だとしたら、現在の見え方が少し変わられるのかしら。

R院長：ですね（笑）。

過去を振り返ることで、ネガティブな気持ちがポジティブな気持ちに転換していったコーチングの好例でした。

リーダーシップに大切な「楽観性」

「悲観主義は気分に属し、楽観主義は意志に属する」[20]という言葉がありますが、これはアランが『幸福論』で述べた人生哲学の一つです。ウェルビーイングのみならず、リーダーシップにおいても「楽観性」は非常に重要な要素です。

リーダーが持つ前向きな姿勢は組織全体に良い影響を与え、チームのウェルビーイングを高める大きな要因となります。特に困難な状況に直面した際、リーダーには、意志の力を活かして物事を前向きに捉える姿勢が求められます。悲観的な感情は一時的な気分に左右されがちですが、楽観的な態度は意識的な選択によるものであり、強い意志から生まれるものです。

また、特に困難な場面では「なんとかなる」という前向きな言葉を口に出し、自らに暗示をかけるセルフマネジメントが感情のコントロールに役立ちます。リーダーは、このような楽観的な姿勢を維持することで周囲に安心感を与え、チームの士気を高めることができるのです。

コーチングポイント

「なんとかなる」というキーワードから対話が広がり、「なんともならないことばかり」と思い込んでいたR院長が、過去を回想することで「なんとかなってきた＝なんとかしてきた」というポジティブな思考に自然と転換していった好例です。

繰り返しになりますが、コーチングは相手を操作したり誘導したりするものではありません。コーチングのスキルを使った対話の中で、動かされるのではなく相手が自ら動く仕組みです。そのため、筆者は「引き出す」「動かす」「変える」といった言葉を意図的に避けています。

たとえば、上司が部下に対して指示や命令をすることは、緊急時や業務においては必要です。それによって迅速な対応がなされます。しかし、育

---

20) アラン『幸福論』石川湧訳．角川ソフィア文庫．2011年．p. 212.

成という観点から見ると、常に上司が答えを与えることは、部下が自分で考える力を失わせてしまう可能性があります。指示されたことだけを行う姿勢にもなりがちです。

　コーチングは、自律型人材育成法です。対話の中でコーチングの技法を用いることで、相手が自ら考え、動き、そして変わっていく過程をサポートするものなのです。

第6章　パワハラ改善とウェルビーイング経営

6-2　利他シンドロームと、セルフマネジメント

■ 看護師など支援職に多い傾向

　他者の利益や幸福を自分より優先する「利他主義（Altruism）」は、非常に尊い行為です。しかし、これが過剰になると「過剰利他主義（Pathological Altruism）」に陥ることがあります。ここでは、少し柔らかい表現として「利他シンドローム」という言葉を使います。これは他者を優先しすぎて自分を犠牲にしてまで尽くし、自分がダメージやストレスを受けやすくなる傾向を指します。この傾向は、看護師や介護士、カウンセラーといった人の支援を職業とする人たちに多く見られます。複数人の病院長から「看護師の責任感や利他の心が、自分を疲弊させて離職になる傾向を心配しています」という相談も寄せられています。

■ 筆者自身の経験

　実は、筆者自身もかつて「利他シンドローム」の傾向がありました。共感性が高く、クライアントに共感しすぎてもっと役に立ちたいという思いから、無理をしてしまうことが多かったのです。コーチングを始めたばかりのころは、1回のセッション（90分）を終えるだけで疲れ果ててしまうこともありました。しかし、この傾向を克服できたのは、コーチングという手法を取り入れ、自分の中にしっかりと根付かせたからです。

　「自分を一番大切にしてよい」と自分に許可し、明確な境界線を引き、仕事と自分の生活を分けることができるようになったことで、利他シンドロームを脱することが出来ました。これは決して他者に対して冷たくなったわけではなく、プロとしての仕事と自分の人生を大切

191

にするための健全な線引きです。また、コーチングの双方向の対話は、互いに前向きなエネルギーを循環させ、双方が元気になることにも起因しています。

セルフマネジメントの重要性

「自分を大切にすること」「自分の心地よい状態（Comfortable）を創ること」「自分のご機嫌をとること」。どんな職業の人にもそれは必要なことですが、とりわけ人の支援を職業にする人は、より大切にしたほうがよいセルフマネジメントです。

「書く」ことによる整理

コーチングは、対話によって思考が広がるアプローチです。筆者はクライアントとの対話やトレーニングにより、気持ちを言語化することを常々行っています。一方で、「書く」ことによって、自分の気持ちを整理する習慣も持っています。コーチングを使った対話や書くという気持ちの整理法が、セルフマネジメントに大きな効果を上げていいます。

《事例：自分を励ますアプローチ》
公立病院　S院長（男性）

医療に携わる人たちは、エビデンスや数値データによるコーチングに対する納得感が高く、他業種よりもアセスメントを使ったコーチングが有効です。人は皆、自分の価値観に沿った納得感があるアプローチには向き合いやすく、自然と自分を振り返りやすくなります。この事例は、アセスメントを使ったコーチングの成功例です。

第6章　パワハラ改善とウェルビーイング経営

ストレスが高く幸福度が低い

S院長：いつも、病院で働く皆の幸せに寄与できるように頑張っているつもりですが、私自身のストレスは高く、幸福度は低いと思います。

　認定メディカルマネジメントコーチ®プログラムを受講中のS院長。ウェルビーイング（幸福）経営を考えるに当たり、アセスメントを実施した結果を見て、S院長は苦笑いをしてそう本音を漏らしました。たしかにアセスメント結果には、職場への寄与などのウェルビーイング数値は高く、一方で院長個人のウェルビーイング数値は低い結果が示されていました。

　S院長はデータを見ながら、医者になりたいと最初に思った幼稚園時代の話を語り始めました。コーチとの深い信頼関係ができていることと、コーチングの時間に内省と言語化する習慣ができていることで、自然と話が深まっていきました。

医学への原点と行動原理への気づき

S院長：そもそも医学への興味の原点は、幼稚園の時のことです。それは親に連れていかれた医療系のイベントで見た脳のホルマリン漬けの展示でした。今の時代ならそんな展示はあり得ないだろうけど、とにかく子ども心に興味が湧いて、今でもその情景をはっきりと覚えています。

筆　者：幼稚園児だと怖いと思いそうですが、その展示に何を感じたのですか？

S院長：不思議と怖いとは思いませんでした。ただただ好奇心の一言で、いったいこれは何だろうと思った自分をはっきりと覚えています。そう考えると、私はいつも好奇心が行動の原点にあります。医者になったのも、院長職を引き受けることになったのも、それ以外の学習も、今回体系立ててコーチングを学ぼうと思ったのも、すべて良い意味での好奇心が私の行動原理です。今、コーチングを学ぶのが楽しくて、自然と振り返りや予習復習をやっています。それも本当に好奇心です。しみじみそう思いました。

筆　者：好奇心はとても大切ですね。コーチングは相手に対する良い興味

193

での興味・関心・好奇心に始まります。

　コーチングでは、その人の「そもそもの成り立ち」にアクセスをします。未来進化の思考は原点回帰をすることによって呼びさまされるものだからです。「医者になった原点」や「自分の行動原理は好奇心だ」という気づきをコーチに話すことによって、ストレスが高く幸福度が低いと感じていたＳ院長の心が、自分の思考と言葉によって晴れやかに前向きに転換していきました。自己実現と自己成長のためには、好奇心を持つことはとても大切です。好奇心が湧けば、人はワクワクして楽しく幸せな気持ちになります。

　Ｓ院長は、「そもそも」を考える原点思考が強みの人です。原点回帰が自分を励ますことに気づいた院長は、経営層に実施しているコーチングでも、このアプローチを実践してみることに決めました。普段とは違う、より深い対話が交わされることで、関係の質が高まることを確信したようです。

コーチングポイント

　どんなコーチングの対話でも、最も重要なことは「信頼関係」を築くことです。信頼関係があれば対話は自然と深まり、深層対話に進展します。パワハラ課題者とのコーチングでも、信頼関係が築ければ、改善に向けて前進することが可能です。そのためには、コーチングの場が安心・安全な空間であることが欠かせません。

　信頼関係を築くためには、さまざまな方法があります。傾聴や承認といったコーチングの技術もその一つですが、ここでは筆者が特に気をつけている２つのポイントを紹介します。

①相手が使っている言葉を使う

　丁寧に傾聴していると、その人が何度も使う言葉が浮かび上がってきます。その言葉は、その人が大切にしている価値観と密接に結びついています。たとえば、医師が「挨拶って、人として基本じゃないですか」と話したとき、その「人として」という言葉を尊重し、そのまま使って「そうで

すね、人としてとても大切なことですね」と応じることが大事です。相手が使う言葉をそのまま使うことは、相手の価値を尊重する行為です。言葉を勝手に言い換えてしまうと、相手に違和感を与え、信頼関係に距離が生じることもあります。

②まなざしで語る

「目は口ほどにものを言う」と言われますが、目が相手に与える印象は非常に大きなものです。特に、耳の痛いフィードバックをする際、まなざしに温かさや応援の気持ちが込もっていれば、相手はそれを受け容れやすくなります。言葉と視線の両方が厳しいと、相手に逃げ場を与えません。

筆者は、子育ての中でも「目で教える」ことを大切にしてきました。声を荒げるのではなく、しっかりと子どもを見つめることで伝えたいことが伝わります。大学での講義でも、眠っていた学生が目を覚ましたとき、起きたことに気づいて遠くからでも目を合わせて、「起きたね、さあ勉強しよう」というまなざしを送ります。これは、まなざしで承認を示す行為であり、眠っていた学生が授業に集中する姿勢に変わります。このように、まなざしを通じて相手の行動を尊重し、信頼関係を築いていくことが重要です。

6-3　経営層の覚悟と孤独に

人の心理という深淵な命題

　リーダーシップもマネジメントも、「人の心理」という深淵な命題と向き合わねばなりません。また、経営層は、組織で働く人たちの「人生と幸福」を考え続けなければなりません。
　この節では２つの企業事例を通して、読者の皆さんに、感じ、考えてほしいと思います。

《事例：マネジメントへの覚悟の天秤》
大手企業　Ｔ副社長　50代（男性）

　不祥事が報道されたＴ社。経営層が鎮静化に忙殺される中、筆者は経営層２人のエグゼクティブコーチングを担当していました。

自分に言ってこない雰囲気の中で、起きた悲しみ
　ある日のセッションで、Ｔ副社長が暗い顔で一気に話し始めました。
Ｔ副社長：頑張り屋の部下の一人が、突然くも膜下出血で一昨日、亡くなったのです。朝、連絡もなく会議に出てこないのでおかしいと思いました。マンションのドアがようやく開いた時にはもう、呼吸が止まる寸前だったそうです。不祥事の報道以来、社員たちは激務が続いていて、彼女は体調不良の予兆があったそうです。でも私はそれを知らなかった。私の忙しさに周りの皆が遠慮して、コミュニケーションが減っていた。私の責任です。私の姿勢を、皆が見ています。常に攻めの姿勢で生きてきた人生で、外向きの交渉の日々を送っていました。隙間なく埋める時間は、会社にとって大切な攻めです。しかし、外だけでなく、内を見る時間の比率を

増やします。

手で突き出した天秤

筆　者：それは、おつらかったですね。社外と社内の比率の話が出ましたが、比率はどうすべきと思いますか？

　筆者は、目の高さに手で天秤を表し、突き出しました。

T副社長：ううむ……。今の比率は、10のうち、内が1、2です。これからは外6内4、いや、違う。逆だ。外4内6にしなければなりません。

コーチングポイント

　このセッションで最大のポイントは、両手で天秤の形を作り、クライアントの目の前に示すことで、視覚的に挑んだ点と比率を数値化して明確にしたことです。

　クライアントの目の高さに、ひるむことなくためらうことなく両手を大きく突き出したこの行動が、T副社長の経営に対する覚悟に強く訴えかけました。

　また、コーチングでは数値化をよく活用します。数値化には多くの利点があります。状況を俯瞰して把握できるだけでなく、異なる要素を比較することで意思決定の質とスピードが向上します。さらに、数値をイメージすることで自分の意識に深く刻まれます。共通の理解を持ちやすくなり、コミュニケーションの質も向上します。数値化された目標は具体的であり、達成に向けた行動が明確になるのです。

　天秤という視覚的なイメージ（右脳）と比率を数値化する（左脳）という真剣勝負が、社内マネジメントへの内省と覚悟を呼びさましました。

《事例：完璧主義がもたらした孤独》
大手企業　経営層　50代（男性）

これは私にとって、人の心の深淵さに深く襟を正した事例です。人の心をわかったつもりになってはいけない。心というものに対して、どこまでも謙虚であらねばならないことを教えてくれました。

「人は信じられない」

生真面目で緻密な性格のＵさんは管理のプロフェッショナル。統制された完璧さの孤高の人でした。彼の完璧主義は極度に「人は信じられない」という考えに至っており、人とのコミュニケーションは最小限。人に仕事を任せず残業続き。

そんなＵさんに、６カ月間、月２回の面談コーチングをすることとなり、心身の安定、マネジメント力とコミュニケーション力の向上を目標に、筆者は会社からの期待を担いました。

セッション環境は大切で、特に研ぎ澄まされた左脳型の人には、美しい風景が心を癒やすため、私は大きな窓から自然が見える場所で面談を行うことにしました。

世界で数人の信じられる人に

ビジネスにおいて、「直観」は非常に重要です。

初回面談、Ｕさんの席まで歩いていく時に直観が働き、Ｕさんの（助けてください）という心の声が聴こえた気がしました。そしてその日を境に、人を信じなくなっていたＵさんの、おそらく世界で数人であろう「信じられる人」に筆者はなりました。

過去の何かの要因が垣間見えるＵさんにとって必要なことは、仕事の話を突き詰めていくことよりも、何気ない日常の話と思いきり笑うことでした。コーチングは大変効果を上げ、高かった血圧も安定して健康になり、以前には考えられない前向きで外向的なチャレンジも可能になりました。

もともとコミュニケーションが苦手なのではなく、そのようにレッテル

を貼られていたふしがあり、筆者は「Ｕさんにはコミュニケーション力があります」と会社にフィードバックしていました。不安定な面は少々ありましたが、「私にできないことは、チームメンバーにお願いしたい」と、部下に任せることを伝える面も出てきていました。

衝撃的な出来事

６カ月間のエグゼクティブコーチングのラストセッション。「会社にコーチングを延長してもらいたいと進言します」と言って笑顔で別れた契約終了後10日目のことです。衝撃的な出来事が起きました。

「Ｕさんが自ら命を……」との連絡でした。死の淵を彷徨い、ようやく意識が戻ったとのこと。

この崩れ落ちる思いの出来事は、支援というものを根底から考え直す大きな機会となりました。

宿っていた小さな勇気に、さらなる支援

それから２週間後にＵさんと再会しました。やつれていましたが、確かに彼はそこにいました。「よかった。よかった……」。

大人の男性ですが、大きな彼の肩を柔らかく包んで、母親のように背中をなでました。そこには「人を信じることをやめない」彼がいたからです。そして、小さな勇気も彼の目に静かに宿っていたからです。会社からの依頼で、私はそのあとの６カ月、彼を精神的な安定のためにコーチングで支援しました。

コーチングポイント

この事例から痛みを伴って学んだことは、決して「人の心をわかった気になってはいけない」という心の在り方です。コーチングは相手を信じなければ何も始まりません。しかし相手を信じる一方で、自分の見立てを過信せず、間違ってはいないかと、自分を疑う姿勢も大切です。人の心にどこまでも謙虚でいなければならないと思います。

人の心は、自分の想像をはるかに超えた奥深いものです。場合によっては、とても仄暗(ほのぐら)いものでもあります。Ｕさんの明るく笑う表情や健康を取り戻していく医療数値、明らかに効果が出て変化している前向きさに毎回安堵の気持ちがあったのですが、表面に見える事象だけが真実ではないことに目を見開く思いがしました。
　コーチングはただの技術や理論ではありません。そこには、相手の心に寄り添う深い共感と、真摯な関わりが不可欠です。コーチングの技術は表面的な変化だけでなく、相手の内面に潜む孤独や不安や葛藤にも寄り添うアプローチでなければなりません。しかし、コーチングがどれだけ効果的であっても、人の心のすべてを完全に理解することの難しさを、この経験は痛感させてくれました。
　Ｕさんのように、深いところに抱える思いは、コーチングの時間だけでは表に出ないことがあります。コーチング契約の終了後10日目に起きたことから考えても、コーチングの時間を心の港にしていた分、それがなくなって、彼の心に不意に孤独が忍び寄ったのかもしれません。コーチとして、目に見える進展に安心するだけでなく、針の穴ほどの微細な変化であっても通り過ぎることなく、自問自答し続ける姿勢が重要です。
　再開時に、Ｕさんに宿っていた「小さな勇気」を見逃さずに支え続けたことが再生への光でした。コーチングでは、その小さな変化や兆しを見逃さず、相手が一歩ずつでも前に進めるように支援することが大切です。相手がどれだけの痛みや苦しみを抱えていても、その中に存在する「自分を信じる力」や「前に進む力」と共にいるサポートが、コーチとしての最も大切な役割なのです。
　この事例を通して学んだのは、コーチングにしてもマネジメントにしても、人の心理に対峙することの難しさです。時に限界を感じることもあるでしょう。しかし、たとえそうであっても、支援をするということは常に人の心に対して謙虚に、そして深い信頼関係を築きながら、相手の成長や内面的な変化を支援し続けることだと思います。

第6章　パワハラ改善とウェルビーイング経営

6-4　パワハラ犠牲者へのメンタルサポート

厳しい指導法の過ち

　パワハラは、課題者本人にとっては「相手の成長を願っての厳しい指導、よかれと思って」という気持ちでの言動であっても、コミュニケーションは「受けた側がどう感じたか」です。その厳しい指導やよかれと思っての伝え方が感情的であったり、激しく過度であれば、当然、人を傷つけます。

　たとえば、厳しい指導が、
・○○さんはできるのに：誰か別の人と比較・対比した言い方で指導する。
・あの時のヘマも同じだが：相手の過去の失敗にまでさかのぼり、引き合いに出して指導する。
・3年目にもなってこんなこともできないのか。新人に戻ってやり直せ：年齢や経験を無にして馬鹿にした言い方の指導をする。
などがどんどんエスカレートしたり、女性蔑視等のセクハラや偏見も加わると、相手の心への大きな刃となります。パワハラという行為は、次の事例のように「死にたい」というところまで相手を傷つけ、人の人生をとてつもなく悲しいものに変えてしまう大変重大なことなのです。

　「パワハラによってメンタルを病んで」という話を聴かない日はなく、非常に胸が痛みます。

パワハラで犠牲になった人への支援

　パワハラ課題者の改善コーチングと共に、パワハラで犠牲になった人への支援も、手法を融合させ、心理学の学びも並行しながら行いま

す。もちろん、精神科や心療内科など医学的な治療ではなく、その範疇を逸脱することは決してありません。犠牲者へのサポートは、「人が人に対して心を使って寄り添い、その人の心に対して働きかける支援」であり、限られた範囲内での支援です。病院に通いながらも、自分の心を良い方向に向けていきたいという本人自らの意思があれば、サポートをします。その範囲内で、「傷つきを受け止めることをベースにした傾聴に徹する時期」と「ご成長を信じてレイヤーを一段階ポジティブに引き上げたほうがよいタイミング」とがあります。

《事例：「死にたいんです」と青い付箋》
病院事務職　40代（男性）

パワハラでメンタルを病む人

　月に一度、チームビルディングのコーチング研修で通っていたある私立病院。その受講者の中に、パワハラによってメンタルを病んだ事務職の男性Ｖさんがいました。通勤はできていましたが、人と一緒に仕事をすることはできず、別棟の小さな部屋で、一人で事務作業を行っていました。そんな彼が何かわずかな望みを持ってのことだったと思いますが、コーチング研修だけは自ら参加していました。おそらく筆者に話を聴いてほしかったのでしょう。彼は第１回研修後に、筆者のキャリーバッグの持ち手を遠慮がちにそっと手にして、「駅まで送らせてください」と言いました。駅まで歩いて５分。それが半年間、毎回のＶさんとの時間でした。

　歩き始めた途端、Ｖさんは言いました。
Ｖさん：死にたいんです。
筆　者：そうですか。死にたいのですね。つらいことがあったのですね。
Ｖさん：はい。毎日毎日、死にたくて。
筆　者：Ｖさん、話してくれてありがとうございます。こうして、送ってくださるのはとても助かります。実は、私は腰の手術をしたので、キャ

第6章　パワハラ改善とウェルビーイング経営

リーバッグを引いて歩くのがちょっとつらいのです。Ｖさんが送りますと言ってくださったので、とてもうれしかったです。
Ｖさん：（驚いた顔）私は先生のお役に立てているのですか？
筆　者：もちろんです。ありがたいです。Ｖさん、私は来月も来ます。その時も送ってくれますか？
Ｖさん：はい。
筆　者：また、こうしてお話ししたいじゃないですか。だから、生きていてくださいね。
Ｖさん：はい、私も話したいです。

　駅で別れる時、Ｖさんは名残惜しそうに、そして深々と頭を下げて見送ってくれました。駅まで5分足らずですし、彼にとっては業務時間中ですから詳しい話を聴く時間はありません。しかし、長年の経験から、この人は少し私のアプローチで変われるかもしれないという直観が働き、過去のつらいパワハラ体験の話に引き戻すよりも、ほんの少し先の未来（1カ月後）に焦点を当てるほうがよいと判断しました。

2人で空を見る

　研修2カ月目。研修の時間は、目立たない程度にＶさんに配慮しながら進行していきました。帰り道。Ｖさんはすぐにキャリーバッグを手にしました。外に出ると、突き抜けるような青い空が広がっていました。
筆　者：Ｖさん、お疲れさまでした。さあ、行きますか？
Ｖさん：はい。先生、私は死にたいです。
筆　者：死にたいのですか。今日もお会いできてうれしいです。次もお会いしたいです。
Ｖさん：僕も、会いたいです。（心をひらいて、私から僕に変化）
筆　者：Ｖさん、私も昔つらい体験をして、今のＶさんと同じような時期を過ごした人間です。でも、その時に何よりも励ましてくれたのは空でした。仕事もできなくなって、1日中パジャマでベランダのイスに座って空を見上げて、カラスが１人か２人、パカパカパカと鳴くのも聴いて、流れがと笑ったりして。そうやって、少しずつ元気を取り戻しました。Ｖさんは

このごろ、空を見上げていますか？
Ｖさん：空ですか？　全然見ていないです。（見上げて）まぶしい。今日の空は青いですね。
筆　者：ほんとに青いですね。Ｖさん、これからも時々、空を見上げてくださいね。空は広いですよ。空は人を癒やしてくれます。私はしょっちゅう空を見上げていますから、同じ時間に見上げるかもしれません。空はつながっていますからね。

グループワークに入れる変化

　研修３カ月目。Ｖさんは相変わらず一人の部屋で仕事をしていますが、研修には参加していました。他の参加者も彼へのさりげない筆者の配慮の仕方に学んでくれている様子で、腫れ物に触るような態度ではなく、Ｖさんを自然に輪の中に入れていく様子が見受けられ、少しずつグループワークにも入っていました。帰り道。
Ｖさん：先生、今日もお疲れさまでした。
筆　者：ありがとうございました。Ｖさん、あなたはどんな時間が一番好きですか？　趣味はありますか？
Ｖさん：私は時々死ぬことも考えているけれど、読書が一番好きですね。夜、本を読むのが好きなんです。

青い付箋の言葉

　研修４カ月目。この日の研修では、未来のことを付箋に書く個人ワークがありました。Ｖさんにはそっと小声で「無理しなくていい。書かなくても大丈夫」と助け舟を出しながら進行していました。全員でホワイトボードに貼る形でしたが、彼は貼るまでには至らなかったものの、全員がそれを優しく受容していました。帰り道。Ｖさんはいつもより元気な声で言いました。
Ｖさん：先生、僕の付箋をもらってほしいのです。
筆　者：え？　読んでいいの？　もらっていいの？
Ｖさん：はい。読んで、よろしければもらってほしいです。

青い付箋を開けてみると、細い文字ながら、「明日も生きる」と書いてありました。

筆　者：Ｖさん、ありがとうございます。これは私の手帳に貼りますね。手帳は毎日見ますからね。

　その場で付箋を手帳に貼ると、Ｖさんは照れくさそうに微笑んで、「ありがとうございます」と言って、空を見上げました。

　研修５カ月目は、Ｖさんは皆の前で小さな声で発表もし、皆から拍手をもらいました。研修最後の日は、駅でずっと手を振って見送ってくれました。

コーチングポイント

　人は無限の可能性を持っており、「自分で自分を癒やす力」が内に宿っています。この事例は、コーチングの支援の真髄をＶさんから学ばせてもらった忘れ得ぬ体験でした。

　もちろん、メンタルを病んでいる人の状態はそれぞれ異なりますので、一概に「こうすればよい」という方法はありません。筆者は医療従事者ではありませんから治療はできませんが、「死にたい」と訴える相手の言葉をまず受け止めることができる存在が一人でもいれば、その人にとって小さな希望をともす手助けができるのではないかと思い、常に心を尽くしています。

　受け止められたことによって、相手が安心している様子を確認した上で、話を「死にたい」というテーマにとどめるのではなく、タイミングを見計らって話題を変え、思考を広げていきます。たとえば、「次も会いたい」といった遠すぎない未来をイメージしてもらいます。大きすぎたり遠すぎたりする未来は、メンタルを病んでいる人にとってプレッシャーになることが多いので、ほんの少し先の、ベビーステップ程度の未来に焦点を当てることが重要です。そして、「自分に会いたい」と言ってくれる人がいるということが、希望につながっていきます。

　また、これはメンタルを病む人に限りませんが、人は重苦しいことを考

えている時には顔が下を向いています。これは1on1セッションをしている時に、注意をはらってほしいポイントでもあります。相手が下ばかりを向いている様子が見られたら、空を見上げるというような声をかけて場面を転換させてみてください。小さなことですが、心を楽にするきっかけとなり、膠着した状態が動き出す可能性があります。

空を見る。空はつながっている。

メンタルが不調なとき、特にパワハラなどで傷ついた心は、人との関わりに対して恐れを抱いています。空を見るという小さな行為でさえ、自分ひとりでは思い浮かばず、そのエネルギーすらも枯渇してしまっていることがあります。だからこそ、一緒に空を見上げることで「たった一人でも、自分を安心させてくれる相手とつながっている」と笑顔で伝え、今日1日、そして明日1日と生き続ける力をそっと背中から支えるのです。

《事例：鬱症状からの再生の道のり》
大手企業マネジャー　30代（男性）

Wさんは、連日、上司の暴言によるパワハラを受けていました。家族は奥さんと5年生の息子さんの円満な家庭。奥さんは夫を心配していました。

パワハラ上司への苦しい思い

初回セッション。Wさんは真面目な人柄で穏やかな口調でしたが、表情はなく、顔色も悪くむくんでいました。Wさんとの契約は月2回（1回90分）、5カ月（全10回）です。

まず、セッションの最初の2カ月半、Wさんはパワハラ上司への不満を苦しそうな声で言い続けました。ある時は「もう耐えられない。死にたい

第6章　パワハラ改善とウェルビーイング経営

です」と半泣きの声で会社から電話がかかってくるほどでした。筆者は余計な言葉を足さず、深く傾聴することに徹しました。

「今日は、少し違う話をしませんか？」

　変化が起こったのは6回目のセッションでした。Wさんの顔の妙な腫れが消え、座り方にもゆとりを感じました。

筆　者：表情が穏やかに変わったように見えるのですが、何かありましたか？
Wさん：いえ、何もありません。上司も相変わらずです（笑）。

　いつもの不平不満が出てこない。この時を待っていました。心の中のよどみを吐き出すことで、次にはその空（から）になった心に新しいものを注ぐコーチング戦略を立てていました。

筆　者：今日は、少し違う話をしませんか？
Wさん：いいですね。何の話をしますか？
筆　者：Wさんの思い出話を聴きたいですね。学生時代とか、何かを頑張った時代とか。
Wさん：それなら、大学時代の話がしたいです。私はテニス部のキャプテンをやっていて、本当にテニスは青春でした。英語部部長も掛け持ちしていて、英語は今の仕事に役立っています。

　調子よく進んでいた彼の会話が、突然止まりました。

Wさん：そうか。テニスだ。実は私は、息子が生まれた時に、分娩室でわが子を抱いて、いつかこの子とテニスをしようと思ったのです。父親なんだから私は絶対に息子には負けない。でも、いつかその息子が私に勝って、その時は悔しいんだろうけれど、とてつもなくうれしいんだろうと、わが子の顔を見て思ったんです。まったく忘れていました。今、息子は5年生でテニスを習っています。そういえばこの前、家でごろごろしていた私の背中越しに「パパとテニスをしたい」と妻に言っていたのが聴こえました。生まれた時に私はそれを楽しみにしていたのに、会社に入ってからまったくテニスをしていない。
筆　者：思い立ったが始め時。テニスを始めたらどうですか？

Wさんは光を見つけたような顔で生き生きと語り始めました。
Wさん：テニスを始める前にまず体力づくりだ。当時よりかなり太って、これではテニスはまだ無理。そうだ、ジョギングを始めます。そこからだ。そして私は息子とテニスをする！
筆　者：素晴らしい人生の目標が見つかりましたね。では、ジョギングはいつから始めますか？
Wさん：土曜日の夜なら毎週できます。

選び取った新しい目的

　これがWさんのすべての始まりでした。パワハラ上司に人生のすべてを費やされていた自分から、自分の人生の新しいライフスタイル（目的）を選び取ったのです。
　7回目のセッション。もちろん上司は異動していないため会社の状況は変わりませんが、Wさんはその話を早々に切り上げてジョギングの話に夢中でした。初回の土曜日に走ったら何もかも忘れられるほど爽快で、その時間が楽しくなり、水曜日の夜も走るようにしたといいます。
　8回目のセッション。なんとジョギングは1日おきに。会社から帰るとジョギングをし、息子とテニスの話をして、もともとテニスで鍛えた素地があったためその進化は目覚ましく、近々ハーフマラソンに挑戦するという話にまで発展していました。
Wさん：それで、いよいよテニスも始めたのです。
　筆者が会社の話を持ち出しても、「今の自分のチームメンバーの結束力を高めるために」という前向きな話を楽しそうにし、パワハラ上司については「来週から中国出張で上司はいないので、ラッキーですよ」と笑うだけで、よい意味で拍子抜けするほどでした。
　セッションで会うたびに彼は健康な顔つきと体型を取り戻していきました。5カ月目の最終セッション。
Wさん：ついに息子とテニスをしました。彼も頑張ったんだけど、私が勝ちました。まだまだ負けてなんかいられないです。

コーチングポイント

　Wさんは、上司のパワハラの状況や環境が変わらなくても、人生への解釈を変えることで、自分の内なる力で変革を起こしました。自分の幸せ（ウェルビーイング）に対する目標に目覚め、自信を持って行動するようになった彼の姿勢は仕事にも良い影響を与え、結果的に上司からのパワハラが減少したのだと推測されます。

　この事例の最も重要なポイントは、最初の2カ月半（全10回のセッションのうちの5回）を、苦しい胸の内を傾聴することに徹した点です。前述の事例（「死にたいのです」と青い付箋）でもそうでしたが、人がどうにもならないほどつらい時に、一人でも自分を受け止めてくれる存在がいれば、その人は自分で癒やし、立ち上がる無限の可能性を持っています。

　無限の可能性を信じることこそが、コーチングの真髄です。そして、適切なタイミングを見計らい、未来に視点を広げるアプローチへと展開していくことが重要です。Wさんの場合、6回目のセッションで息子さんとのテニスを思い出すような対話に展開したことが、転換のポイントでした。

　コーチングを使った対話は、対話の技術もさることながら「機を見る」センスが必要です。体中のアンテナを張って、その「機」を見いだしてください。そのためには、聴くこと、観ること、感じること、右脳を存分に働かせることです。

　また、この2つの事例を通じて改めて強調したいのは、パワハラが人の人生を本当に苦しいものにするという現実です。もしパワハラが常態化し、それが黙認されている状況があるならば、どうか改革を推進してください。現代は、そのような行為が許される時代ではありません。パワハラは、経営に直結する大きな問題であり、改善が不可欠です。

第7章

選ばれる病院への改革

患者さんに選ばれる病院

漂流島とスターバックスの視点から

　医療技術や設備が病院を選ぶ際の重要な要素であることは言うまでもありません。しかし、病院が「患者に選ばれる」という視点に立つと、技術面以外の要素も大切になります。ここで、少し異なる状況を考えてみましょう。

　たとえば、もしあなたが無人島に漂着し、誰かと一緒にその島で過ごさなければならないとしたら、「どんな人物」を選ぶでしょうか。

　心理学やチームビルディングのエクササイズから得られる知見によると、多くの人は次のような特徴を持つ人物を選ぶと言われています。

①適応力
②共感と積極的な傾聴
③回復力
④ユーモア
⑤問題解決能力

　これらの特徴は、困難な状況で協力し合い、生き抜くために必要とされるものであり、また長期的な信頼関係を築く上でも重要です。シンプルに言えば、無人島で一緒に過ごしたいのは「たくましく、思いやりのある優しい人」ではないでしょうか。

　同じように、患者さんが病院を選ぶ際にも、単に高度な技術や設備だけでなく、どのような医療従事者が対応してくれるのかは非常に重要です。医療現場では技術力だけでなく、患者さんに共感し、思いやりのある対応をする医療チームが信頼され、選ばれるのです。

働く人がブランドを創る

　カフェに行く時も同じです。コーヒーの味やメニューだけではなく、スタッフの温かい対応やカフェの居心地の良さも選ぶ基準になるでしょう。スターバックスが世界中で人気を集めているのも、働く人の人間性がブランドの一部となっているからです。

　スターバックスコーヒーは、「人々の心を豊かで活力あるものにする」というミッションを掲げ、その精神がすべての店舗に浸透しています。スターバックスでは社員やアルバイトを「パートナー」と呼び、対等な関係で働くことを大切にしています。たとえば、「いらっしゃいませ」ではなく「こんにちは」の明るい声かけや、紙コップにメッセージを書くといった小さな心遣いが顧客の心に温かな印象を残し、活力を与えています。スターバックスは、そこで働く一人ひとりがブランドを創り、多くの人に選ばれるカフェとなっています。家と職場の間にある「第3の場所（サードプレイス）」として、心地良い居場所を提供しているのです。

　では、この視点を医療現場に置き換えてみるとどうでしょうか。飲食店とは違うと感じるかもしれませんが、この視点を医療現場に置き換えて考えてみると、病院も同じ要素を必要としているのではないでしょうか。もちろん、病院では高度な医療技術や設備が欠かせません。しかし、患者さんが選ぶ理由には、医療従事者の優しさや思いやり、そしてチーム全体の連携や組織風土も大きく関わっています。患者さんにとって、病院が「安心できる居場所」と感じられることを目指したいものです。

　患者さんが病院に求めるものは、安心感や信頼感、そして人間性です。こうした要素が、病院を選ぶ際の決定的な要素ともなることを忘れてはならないのです。

患者さんに選ばれる病院の基準

　患者さんが病院を選ぶ基準には、医療技術や利便性が含まれますが、病院内の人間関係や組織文化も大切だと考えます。患者さんは自分の健康を委ねる場所として、信頼できる医療スタッフがいるか、話しやすく安心して相談できる環境が整っているかを重視します。たとえば、優れた医療技術を持つ病院でも、スタッフ間のコミュニケーションが悪く患者対応が冷たいと感じれば、患者さんはその病院を避ける傾向にあります。

《患者さんが病院を選ぶ基準》
　Medicarelife[21]やDOC WEB[22]の以下のデータが参考になります。
①病院の評判
　多くの患者さんは、病院の評判を重視します。約70％が「病院の評判」を重視していると回答しています。女性は特に重視する傾向があります。
②医者・スタッフの対応
　約60％の患者さんが「医者の評判」を重視し、医者やスタッフの対応の丁寧さも重視しています。特に女性は「話を聞いてくれる医者」を選びたいと考える割合が高いです。
③アクセスの良さ
　病院の立地やアクセスの良さも重要な要素です。約58％が「近所で行きやすい場所」にある病院を選ぶとしています。また、駐車場の有無も地域によっては重要視されます。
④医療設備の充実度
　約43％の患者さんが医療設備や機器の充実度を重視しています。最新の設備が整っている病院は患者にとって信頼性が高いと見なされま

---

21) https://www.medicarelife.com/research/006/02/
22) https://doctokyo.jp/mnews/200818/

す。
⑤待ち時間
　待ち時間の短さも重要なポイントです。約28％の患者さんが待ち時間を重視しており、スマホで混雑状況を確認することも多いと言われています。
　これらのデータは病院の技術力だけでなく、スタッフの対応やコミュニケーションの重要性を示しています。筆者自身も、かつて高度な医療と利便性を誇る著名な病院を受診した経験がありますが、医師が看護師に対して舌打ちをし、冷たく指示を出す様子に殺伐とした空気を感じ、その病院に二度と行かなくなったことがあります。患者さんは見ていないようでスタッフの態度や雰囲気をしっかり見ていますし、去る時は黙って別の病院に移ることが多いのです。患者さんに選ばれる病院づくりには、コミュニケーション改革が非常に重要な役割を果たします。

7-2 職員と研修医に選ばれる病院

職員に選ばれる病院の基準

　職員にとって働く環境の良さは非常に重要です。給与や福利厚生に加え、職場の人間関係や働きやすい組織文化も大きく影響します。高圧的な上司やパワハラの存在は職員のモチベーションを低下させ、離職率を高めます。一方で、支え合い、尊重し合う職場環境は職員の満足度を高め、結果として医療の質向上にもつながります。

《職員が働く病院を選ぶ基準》
　①職場の雰囲気と人間関係
　②キャリアアップの機会
　③研修制度と教育環境
　④福利厚生と給与
　⑤仕事と生活のバランス

　これらの基準はAmerican Hospital Association[23]やCompHealth[24]の調査に基づいています。

研修医に選ばれる病院の基準

　研修医が研修先を選ぶ際には、病院の技術力や教育制度以上に、職場の雰囲気や人間関係や指導体制が重視されます。研修医は、実践的な経験を積むと同時に、良好な人間関係の中で成長したいと考えています。指導医や先輩との関係が良好で、フィードバックやサポートが適切に行われる環境が求められます。

---

23) https://www.aha.org/fact-sheets/2021-11-01-data-brief-health-care-workforce-challenges-threaten-hospitals-ability-care
24) https://comphealth.com/resources/choosing-hospital-job

《研修医が研修先を選ぶ基準》
　①教育プログラムの充実度
　②指導医の質とサポート
　③研修環境の整備
　④研修後のキャリアパス
　⑤同僚との協力体制

　これらの基準は、米国国立衛生研究所（NIH）やメイヨークリニックの教育機関のデータ[25]に基づいています。
　さらに、AAFP[26]・American Medical Associationの調査では、以下の要素も重視されています。
　①教育の質とプログラムの評判
　②地理的位置
　③病院の雰囲気と文化
　④キャリア支援と進路の可能性
　⑤給与と福利厚生

　これらの要素を総合的に考慮することで、研修医が選びやすい環境を整えることができます。

ESなくしてCSなし

　「ESなくしてCSなし」という考え方は、職員の満足が顧客満足に直結するという基本的なビジネスの真理です。これは病院においても同様です。そこで働く人々が満足し、やりがいを感じている職場環境は、自然と患者さんに対するサービスの質の向上につながります。医療現場においては職員の士気が高く、協力的で前向きな姿勢があり、

---

[25] 米国国立衛生研究所（NIH）https://www.nih.gov/
　　メイヨークリニック https://www.mayoclinic.org/
[26] https://www.aafp.org/students-residents/medical-students/become-a-resident/choosing-residency-program.html

こうした環境が整うことで患者さんに対してより良いケアを提供でき、結果として患者満足度も向上します。

　このように、ES（従業員満足）が高い病院は自然とCS（顧客満足）も高くなります。職員が満足し、やりがいを感じられる職場を築くことが、最終的には患者さんに選ばれる病院となる道です。

7-3　患者さんに選ばれる医師像

医師の人柄やスキルが大きな影響

　では、患者さんが医師に求める特徴は何でしょうか。

　以下は、「患者が医師に求めるトップ10の特徴」に関する情報です。これらの特徴は、HealthTechZone[27]やDigital Practice[28]など複数の情報源に基づいており、医師と患者さんの関係を強化するために重要とされています。これらのサイトでは、共感やコミュニケーション、信頼などの要素が医師と患者の関係において重要であるとされています。

①共　感

　患者の感情や状況に対する理解と共感を示し、思いやりをもって接する医師が評価されます。

②コミュニケーションスキル

　患者にわかりやすく説明し、患者との円滑なコミュニケーションを図る能力が求められます。

③信頼性と誠実さ

　約束を守り、正直かつ誠実に対応する医師は信頼されます。

④尊重と個人尊厳

　患者の意見や感情を尊重し、個人としての尊厳を大切にする医師が好まれます。

⑤協力的な姿勢

　患者と協力して治療計画を立て、患者の意見や選択を尊重することが重要です。

---

27) https://www.healthtechzone.com/topics/healthcare/articles/2019/07/31/442834-top-qualities-that-all-patients-look-in-then.htm

28) https://www.digitalpractice.co/articles/qualities-of-a-good-doctor/

⑥プロフェッショナリズム

医療知識と技術だけでなく、職業倫理に基づくプロフェッショナリズムが求められます。

⑦ポジティブな態度

困難な状況にも前向きで、患者に希望を与える態度が評価されます。

⑧思いやり深さ

患者の苦痛や困難に理解を示し、思いやり深く接する医師が好まれます。

⑨コミットメント

患者のケアに真剣に取り組み、最良の結果を追求する姿勢が重要です。

⑩継続的な学びと改善

医学の進歩に常に注意を払い、自己向上に努める姿勢が求められます。

患者さんに選ばれる病院を実現するためには、個々の医師の質が非常に重要です。医師の人柄やスキルが患者満足度に大きな影響を与えるためです。これらの特徴を備えた医師が多い病院は、患者さんからの信頼を得られやすく、選ばれる病院としての地位を確立しやすくなります。

医師がこれらの特徴を備えることは、患者さんとの信頼関係を築くために不可欠です。SNSやネットで口コミが広がりやすい時代では、コミュニケーションの取り方一つで病院の評価が大きく変わることがあります。これらの特徴を実現するためにも、コミュニケーション改革は欠かせません。医師が患者さんとの対話を重視し、オープンで透明性のあるコミュニケーションを推進すること、そして医療チーム内での良好な関係が患者さんにも感じられることが、より良い医療サービスの提供につながります。結果として、患者さんに選ばれる医師としての地位が確立されるでしょう。

医師が患者さんと効果的に対話し、信頼関係を築くことで、患者さ

んの満足度が向上し、それに伴って病院全体の評価も高まります。コミュニケーション改革を通じて、医師と患者さんの関係も強化し、選ばれる病院の実現に向けた取り組みを進めていきましょう。

7-4 なぜここで働くのか

「なぜここで働くのか」を問い続けた病院

「なぜここで働くのか」という問いを軸に、職場の意識改革に成功した事例があります。ある病院では、経営層とスタッフとの対話を通じて、職員一人ひとりがこの問いに向き合いました。

当初、経営層は日常業務に追われ、組織全体にネガティブな雰囲気が漂っていました。しかし、病院長がエグゼクティブコーチングを受け、経営層との対話を深めた結果、ポジティブな風潮が生まれました。その後、看護部でのコーチング研修を通じて職員たちは挨拶や承認の言葉を大切にし合うようになり、組織全体がさらに明るい雰囲気に変わりました。

特に印象的だったのは、ある会議での看護部長の発言です。「私、この病院が本当に好きです。コロナ禍にみんなで力を合わせたあの一体感は最高でした！」と会議で語ったこの言葉が多くの職員の共感を呼び、病院全体のコミュニケーションが改善されるきっかけとなり、職員同士のつながりが強化されました。

「なぜここで働くのか」という問いは、職員の人間関係や働きがいに直接つながります。病院という組織でただ業務をこなすのではなく、職員一人ひとりが自分の働く意義を見いだし成長を実感することは、患者さんに信頼される医療を提供するために不可欠です。

パーパスを描く自然な問いかけ

この看護部長の言葉からもわかるように、医療現場での一体感や共感は、日常的なコミュニケーションや対話から生まれます。では、その一体感や共感を生み出すために、具体的にどのような問いかけが有

効なのでしょうか。

「なぜここで働くのか」という問いは、普段はあまり考えない哲学的な問いかもしれません。しかし、コーチングの場では、この問いが難しく感じられるのではなく、コーチとの自然な対話を通じて、働く意義を少しずつ言葉にしていきます。自分が大切にしている価値を明確にし、それが組織の価値とどのように重なるのかを見つけていくプロセスです。

たとえば、次のような問いかけはそのプロセスになります。
・この病院で働いて何年目になりますか？ 他の病院に勤務された経験もあるので教えてほしいのですが、あなたから見たこの病院の良いところとはどういうところですか？ また、課題はどんな点ですか？
・あなたが、医療界で働こうと思ったきっかけやエピソードをぜひ聴かせてください。
・この病院で働いていて、どういう点が共感できますか？

このような自然な対話から、その人がなぜここで働くのかが少しずつ浮き彫りになっていきます。リーダー層がこのような問いかけを面談の場で自然に活用し、相手の感情や思考を広げられるようになると、職員は自分がこの病院で働く意義を実感しやすくなり、それが離職防止にもつながっていきます。

選ばれる病院を目指すために

病院長や経営層が「なぜここで働くのか」「どのような病院でありたいのか」「本当に大切にしたいことは何か」といった根本的な問いに向き合い、対話を通じてそのビジョンを共有することが、組織全体に良い影響を与えます。

エグゼクティブ・コーチングのプロセスにも、コーチとの自然な対話を通じて病院長や経営層がこれらの問いに向き合い、病院のミッショ

ンを明確にし、それを職員全体に共有することで、組織全体が一体感を持つことができます。このように、ビジョンやパーパス（存在意義）を問い、実践していくことが、「選ばれる病院」を築くための重要なステップであると確信しています。

世界的企業に学ぶ共感を生む経営

こうした問いかけは医療業界に限らず、世界的な企業でも重要視されています。たとえば、スターバックスでは採用面接時からミッションへの共感を大切にし、働く人たちがブランドを創り出し、顧客の共感を生んでいます。

「なぜここで働くのか」というパーパスを、日々の面談で問い続けることでスタッフがただ単に働くのではなく、自分の価値観と組織の価値観が一致していることを実感し、成長を感じることができるのです。このように、共感を基にした経営思想がスターバックスの成功を支えています。

同様に、医療現場でも共感を生む対話と組織の価値観を共有することが、職員の成長と組織全体の向上につながるのです。

第8章

病院だって明けない夜はない

8-1 病院のイノベーションとコミュニケーション

　ここまで、心理的安全性の組織風土構築、パワハラ課題改善のための新戦略、働き方改革と世代間ギャップ、ウェルビーイング経営、パワハラ犠牲者へのメンタルサポート、選ばれる病院といったキーワードをもとに、コーチング技法を使ったコミュニケーション改革によって改善・解決に向けて推進することを述べてきました。

　イノベーションというと、まったく新しいことを生み出すことをイメージしがちですが、既存のものをより良いものに高めていくこともイノベーションです。病院のコミュニケーション改革によって、高度な医療技術と温かな対話力の改善を病院全体で図り、患者満足度を向上させることができるとすれば、それは大いなるイノベーションです。これまで慣習化されていた伝統的なルールをコーチングによって見直し、効率化や生産性の向上を図ることも、これまで黙認・放置されてきたパワハラ課題を病院全体でのコミュニケーション改革を通じてゼロにすることも、大きなイノベーションとなります。

先進的なアクションとして

　病院長・経営層が率先して行うコーチング技術の習得や、定期的な1on1の導入によって職員のモチベーションを向上させること。また、技術中心の指導から研修医教育にコーチングコミュニケーション技法を取り入れ、人間関係構築や患者さんとの対話法も教えること。これらはすべて、イノベーションのための重要な行動です。このような取り組みは、どこの病院でも一般的ではありませんが、それこそが先進的なアクションとして「選ばれる病院」へのイノベーションとなるのです。

第8章 病院だって明けない夜はない

 8-2 暗黙知と形式知が生む医療の革新

暗黙知と形式知

　知識には「暗黙知（体験知）」と「形式知（共有知）」があります。「暗黙知」は、個人が持つ経験や直感、技能など、行動や判断に影響を与える、言語化が難しい知識です。一方、「形式知」は文書やデータ、マニュアルなどで明確に表現され、他者と共有しやすい知識です。

　医療現場では、熟練した医師が患者さんの些細な変化から症状を察知する力や、看護師が長年の経験から患者さんの表情や様子など微細なサインを直感的に判断する力が「暗黙知」に該当します。一方、診療手順やガイドライン、医療記録は「形式知」として扱われます。

　たとえば、看護師が患者さんの表情や行動から異常を察知する暗黙知を他のスタッフと共有し、それが医療チーム全体のガイドラインやプロトコルとして形式知化されることで、組織全体でその知識を活用できるようになります。このプロセスにコーチングを活用することで、より深い学習に繋がります。育成側が「こうしなさい」と指示するだけではなく、「患者さんの表情や行動から何を感じましたか？」と質問し、それをスタッフが自律的に考え、具体的に言葉にして皆に共有するプロセスが重要です。この積み重ねがコミュニケーションの質を高め、医療安全にも直結します。

　コーチングは、体験を通じて得られる暗黙知を扱い、それを共有可能な形に整えることで、組織全体でその価値を共有するプロセスを支援します。たとえば、クライアントが「大丈夫です」と言ったとしても、その背後にある微妙な違和感や感情を感じ取り、それを言語化していくことが求められます。こうした観察力や感性は、体験を通じた中で育まれ、個人や組織の成長に繋がります。

227

一方、エグゼクティブコーチングを核とした組織開発では、変化を事前事後のアンケートや数値化で策定し、主観だけでなく客観的に省察することで、形式知として成果を反映し、組織開発の進捗を共有することも重要です。

　コーチングによるコミュニケーション改革は、組織の暗黙知を形式知に変換し、知識の共有を促進するイノベーションです。暗黙知と形式知の両方が組織全体で共有されることこそ、病院のイノベーションを推進するカギとなります。

《事例：未来を拓く、声の絆と夜明け》

　筆者がコーチとして独立・起業したころ、コーチングはまだ電話で行うものでした。2～3年にわたり支援を続けたクライアントも多く、その中には一度も対面したことのない人たちもいましたが、電話一本でつながっていました。

　そんな時期に、遠方に住む、忘れられない2人の若い医師がいました。まさにそれは、聴覚を研ぎ澄まして察する暗黙知の世界でした。

①M医師（30代女性）

　M医師は迷っていました。尊敬する年上のO医師の下で働くことを望んでM病院に就職したものの、長年続いた師弟関係の中で、O医師の熱意ある指導は次第に強い語調へと変わり、逃げ場のない空気になっていました。これはまだパワハラという言葉も考え方もなかった時代の話です。

　筆者との電話でのコーチングでは、いつもM医師は「期待の裏返しだと思ってがんばります」と弾んだ声で自分を鼓舞していました。しかし、この日はその明るい声の後に必ず小さな吐息が「ふぅ」と漏れるのを聴き逃しませんでした。

筆　者：何かあったのではないですか。とても心配です。

第 8 章　病院だって明けない夜はない

M 医師：暴力と言えるかもしれないことがあって。でも、私が悪いんです。あれは感情が先走って振り上げた手が当たってしまっただけで、O 先生は殴ろうとしたわけではないと思います。私がミスをしたので、正してくださったんです。
筆　者：M さん、落ち着いて話を整理しましょう。私には暴力のように聴こえます。電話口のあなたの声は震えています。もう、我慢することではなく、助けが必要なタイミングに来ているのではないですか？
M 医師：でも、私はずっと O 先生を尊敬していて。それに、このことを表沙汰にしたら、私のほうがこの病院にいられなくなるかもしれません。世の中で O 先生ほどの実力のある方は他にいません。だから……。

　筆者は、「世の中で他にいない」と語る M 医師の視野が広がることを期待して、彼女に法律の専門家と知人の医師を紹介し、相談をしてもらう機会を設けました。M 医師は専門家の第三者に相談することで冷静に考え、その後、院内の信頼する第三者を交えて O 医師と話し合いの時間をもちました。若い M 医師のほうから声を上げることは大変勇気が必要だったでしょうが、O 医師も指導の行き過ぎを考え直す機会となりました。
　時に職場の人間関係は難しい局面を迎えることもあります。M 医師は勇気と対話によって自分のキャリアを守り、関係性の改善を図りました。

② L 医師（20 代男性）
　L 医師は日夜研究に没頭し、海外での論文発表を目標としていました。深夜まで研究を続け、気づけばそのまま眠り込んで朝を迎えることも多かった彼は、頻度の多いセッションを希望してきました。その頻度自体がメンタルサポートを求めているサインだと感じた筆者は、電話を通じて彼の声に寄り添い、時には夜中のセッションにも応じていました。
　ある日、彼の声がフッと途切れた瞬間、筆者の頭に一つの映像が浮かびました。それは、大学病院の窓。深夜の病院、研究に追い詰められた若い医師の姿が想像されました。
筆　者：L さん、聴こえていますか？　あなたは未来のある素晴らしい若者です。本当に熱心な研究者です。たとえ時間がかかったとしても、必ず

229

その研究をやり遂げる日が来ます。あなたはまだ若い。私には、あなたが輝かしい活躍を見せるその日の笑顔が目に浮かびます。だから、どうか窓に近づかないでください。私の声だけを聴いて、返事をしてください。

　筆者の声はL医師の耳に届き、その夜は明けました。その後、彼はいったん研究から離れるという決断をし、自分自身を見つめ直す時間を取りました。

　それから年月が経ち、彼は若くして素晴らしい論文を発表し、現在は海外で活躍する立派な医師として成功を収めています。

　今、それぞれの地で活躍する両医師の声を思い出すたびに、心の声に耳を傾けることが、若い医師の未来を拓く支援になると改めて感じます。

病院の夜明け

　どんなに困難な状況に直面しても、病院は絶えず患者さんの命を支えるために、個人も組織も懸命に力を尽くし続けています。そして、困難や不安にも夜明けは必ず訪れ、新たな可能性と希望をもたらしてくれます。

　病院長をはじめとするリーダーの役割は、自ら灯火を掲げ、組織の未来を照らし出すことにあります。心理的安全性を基盤にしたコミュニケーション改革は、その灯火の一つです。それは、暗闇を照らし、職員が互いに支え合い、成長し続ける組織文化を作り上げるためのものです。

　病院が直面する試練も、いずれ克服できるという信念によってその夜が明ける瞬間、病院はより強く、より選ばれる存在となっているでしょう。

　「やってみる。試してみる」。そこから改革は始まります。パワハラ課題も、コミュニケーション課題も、「このままではいけない」と思うのであれば、今こそまずやれることをやってみること。それがすべての始まりです。世界中、どこの街も、どこの病院も、明けない夜はありません。

　「おはよう！　よし、今日も良い1日にしよう」

　新しい病院経営の夜明けです。

おわりに

「はじめに」で紹介したN院長は、コーチングを受けることで自分らしいリーダーシップを見つけていきました。最初の取り組みは、MBWA（Management by walking around）と呼ばれるマネジメント手法でした。この手法は、医療界の伝説的存在であるメイヨークリニックでも実践されており、その成功の要因は、病院長が各科を回り、現場のスタッフ一人ひとりの声に耳を傾けるという、シンプルでありながら重要なマネジメントの実践にあります。MBWAは優しい人柄のN院長にぴったりと合い、効果を発揮しました。職員の労をねぎらい、現場からのフィードバックを尊重することは、心理的安全性を基盤としたリーダーシップの象徴でした。

筆者は院内研修やコーチングの場でも、次のように問いかけます。
「最近、うれしかったことやよかったことを教えてください」
ネガティブなことはすぐに出てきますが、ポジティブなことはなかなか思い出せないものです。しかし、この問いを繰り返していくと、話す人も聴く人も心が明るくなり、笑顔が広がっていきます。こうした前向きな風土を職場に根付かせてほしいと思います。

コーチングがパワハラ改善に持つ大きな力

本書を通じて、コーチングがいかに組織の課題に対する新たなアプローチとなり得るかを探求し、コミュニケーション改革の一助になると幸いです。たしかに、パワハラ課題の改善は困難です。しかし、「コーチングがパワハラ改善に大きな力を持っている」ことを信じ、病院長・経営層が覚悟を持ってコミュニケーション改革に取り組むことで、必ずやパワハラ課題の解決に向けた道が拓かれると確信しています。本書を通じて、コーチングの力を知り、実践していただけることを心から願っています。

人が人を言葉で傷つけない世界に

　本書を書き終えるにあたり、ガンジーの思想に影響を受けて、時代を超えてさまざまな人に言い継がれてきた言葉を胸に抱きます。

　『あなたが見たい世界の変化に、あなた自身がなりなさい』

　この言葉は、リーダーシップにおいて非常に示唆に富んでいます。この言葉から前を向くことの大切さを教わりました。筆者は「人が人を言葉で傷つけない世界」を見たいのです。たとえ意見の違いがあっても、建設的なコミュニケーションが行われ、思いやりを持って協働できる組織を見たいのです。これからも多くの医療従事者を支援し、心を尽くしていきたいと思います。

感謝をこめて

　最後に、産労総合研究所経営書院のみなさんをはじめ、この出版にお力添えをくださったすべての方々に、心から感謝申し上げます。粘り強く導いていただいたことに、深く感謝しています。

　そして、ビジネスパートナーである夫　正之、愛する娘たち　千紘と祐紀子へ。いつも私を信じ、温かく支えてくれたことに感謝します。

　この本は、多くの人々の人生にエールを送る「人間賛歌」の気持ちも込めて綴りました。本書を通じて、改革への勇気と希望を抱いていただく一助となればうれしく思います。お読みくださり、本当にありがとうございました。

　2024年11月

上西英理子

著者紹介

■**上西英理子**（うえにし　えりこ）

組織開発／エグゼクティブ・コーチ
(株) リーダーシップコミュニケーションジャパン　代表取締役社長
(一社) ビジネスファシリテーション＆コーチングカレッジ® 専務理事

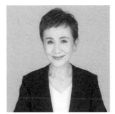

多摩大学大学院経営情報学部卒業　経営学修士（MBA）
日本の組織・国民気質に即した『日本型コーチング®』を体系化。
エグゼクティブコーチングでのMBAは、日本の女性初。
元医院経営者。2007年より独立・起業。総合病院・企業・官庁・教育機関・プロ野球球団監督コーチ陣等をエグゼクティブコーチング・講演・研修にて支援する（毎年年間約3,000人が受講）。特に経営層へのコーチング（国立病院病院長、一部上場企業社長など）、パワハラ改善コーチング、講演「心理的安全性」（国立病院機構など）、研修「認定メディカルマネジメントコーチ®プログラム」に多数の実績と定評有。

https://lcj.tokyo
https://bizcollege.tokyo

病院長・経営層がコーチングで臨む！
病院コミュニケーション改革

2025年2月8日　第1版第1刷発行

著　者　上　西　英理子
発行者　平　　　盛　之

発行所　㈱産労総合研究所
出版部　経営書院

〒100-0014　東京都千代田区永田町1-11-1　三宅坂ビル
電話　03-5860-9799
https://www.e-sanro.net/

印刷・製本　藤原印刷株式会社

ISBN 978-4-86326-387-1 C3047

本書の一部または全部を著作権法で定める範囲を超えて、無断で複製、転載、デジタル化、配信、インターネットへの提出等をすることは禁じられています。本書を第三者に依頼してコピー、スキャン、デジタル化することは、私的利用であっても一切認められていません。
落丁・乱丁本はお取替えいたします。